本材料旨在作为参考工具为使用者提供帮助。尽管已尽一切努力确保所提建议的准确性，本材料仅用于一般资讯性目的，在任何情况下，本材料无意替代专业的医疗建议或治疗以及专业判断。 它们反映的是本出版物编辑和撰稿人当前的最佳判断，并可能会有变更。使用者不应把本材料中阐述的内容作为医学判断或决策的唯一基础。

在任何情况下，对于因 (1) 使用本材料或依赖其内容，或 (2) ISOQOL、其附属机构或任何编辑及贡献者在这里所出现的错误、不准确、遗漏、缺陷、不合时宜、违反安全规定或其它不佳表现，而导致的任何直接性、补偿性、间接性、偶发性、后果性（包括利润或业务机会损失）、特殊性，示範性或惩罚性的损害，ISOQOL、其附属机构或其任何董事、官员、成员、雇员、代理人、或本材料的编辑者及贡献者，均不会对任何使用者或单位负责或承担任何责任。

ISBN 9798218254377

如有任何意见可电邮至 Samantha Walker, 执行董事, ISOQOL, 的邮箱：
info@isoqol.org

生存质量 (QUALITY OF LIFE, QOL)

此术语常错用来指健康相关生存质量或健康状态，它比单纯健康有更广泛的意义，包括物质享受、个人安康、关系、学习、创造性的展示、帮助和鼓励他人的机会、公共事务的参与、社交和休闲等众多成分。世界卫生组织把生存质量定义为个人在其所生活的文化背景中，与其目标、期望、标准和关注点有关的自身所处生活地位的感知。在健康研究的语境中，生存质量超越了健康状况的描述，是反映人们对健康状况以及生活中其他非医学方面的看法和反应。亚里士多德认为，生存质量是指一类最好、最快乐的生活，包括以下生活品质：(i)智力和理论思考（包括科学活动），被认为是快乐的主要形式；和(ii)务实或合乎道德的品质，包括勇气、节制、慷慨和公正等品质的表现形式。在现代语境中，这意味着一个人需要深思熟虑生活的各方面，以德行事，换而言之，既聪颖又美好。

结局 (OUTCOME)

在健康语境下，结局可以是个体的身体健康、情绪健康、精神健康或社交健康的某一个方面，可因特定的干预而变化，或因其他个人、健康或环境等因素的存在而有所不同。Kerr White 建立了健康结局的 5D (death, disease, discomfort, disability, dissatisfaction)一词，即死亡、疾病、不适、伤残、不满意）。更为现代的是死亡、疾病、伤残（含 WHO 的 ICF 框架中的不适）、不满意（对于过程或结局）和成本（或 6D,穷困,可以是个人或医疗保健系统的匮乏）。

ISOQOL DICTIONARY OF LIFE QUALITY AND MEASUREMENT OF RESULTS/OUTCOMES IN HEALTH

July 2023

Publisher of the original version

Nancy Mayo, BSc(PT), MSc, PhD
James McGill Professor
Department of Medicine
College of physical
and occupational therapy McGill University
Division of Clinical Epidemiology
PhD
Division of Geriatrics
at McGill University Health Center

Editors of Simplified Chinese adaptation

Jiqian Fang 方积乾, PhD
Professor
Department of Medical Statistics
School of Public Health
Sun Yat-Sen University

Daniel YT Fong 方以德,
Associate Professor
School of Nursing
The University of Hong Kong

Original version team (alphabetical order)

Sara Ahmed
David Andrich
Ruth Barclay
Skye Barbic
Susan Bartlett
David Bronstein
Cheryl Coon
Nandini Dendukuri
Diane Fairclough
Cindy Gross
Cicely Kerr
Ayse Kuspinar
Carolina Moriello
Donald Patrick
Simon Pickard
Jacky Reid
Lena Ring

Team of Simplified Chinese version (alphabetical order)

Lei Chen 陈蕾
Gang Chen 陈钢
Zheng-kun Hou 侯政昆
Man Hung 洪文
Cindy LK Lam 林露娟
Jiansheng Li 李建生
Xiaoying Li 李筱颖
Feng-bin Liu 刘凤斌
Jia Liu 刘佳
Yangjun Liu 刘杨珺
Victor Mak 麦晃耀
Nikki Ow 区笑仪
Bo Qu 曲波
Qiuling Shi 石丘玲
Hongmei Wang 王红妹
Wendy Wong 黄韵婷
Jie You 游捷

Ana Maria Rodriguez
Alicia Rosenzveig
Jennifer C Samp
Rick Sawatzky
Susan Scott
Lesley Wiseman
Jiameng Xu
Changhe Yu 于长禾
Haibo Yu 于海波
Yanhong Zhang 张艳宏
Lin Zhu 朱琳
Yaxin Zhu 朱亚鑫

Funding:

ACQOL
世界華人生活質素學會

英文版引言（译文）

创建我们自己学术领域的术语词典的想法源于 2008 年的乌拉圭会议，从一名气馁的学生的经历启发而来。当时他刚意识到虽然我们经验丰富的学会会员能区分生存质量和健康相关生存质量（健康和健康状态，患者报告结局和直接测量结局），但初学者及来自其他领域的研究人员则难以区分。我清楚记得在我学生时代，流行病学是另一个充满着“外行人”不能正确使用术语的领域，当时我把 Last 的流行病学词典作为宝贵的资源。那为什么不为从事生存质量和健康结局领域的人们提供这样的资源呢？这个想法在 2009 年得到了理事会的热情肯定，首次号召贡献者成立了词典团队的一个核心；很快有其他人加入或被招募。

在一开始，我们开发了一个概念图以概述那些需要统一和纠正的术语范围，并在概念之外添加了一些术语。我们也有其他宏伟的想法，但在没有特定资助的情形下，这个项目很快受挫，进展迟缓。然而，所有的好想法往往只需要时间和一些运气。2010 年，我们有机会向魁北克省政府的公共卫生联盟申请少量资金用于学术研究；凭着 5000 美元和一颗对字词定义认真的心(C Moriello)，词典项目获得了新生。

还有一次机遇对这个项目帮助很大。2011 年 6 月，我发现北美词典学会在全球拥有 400 多名会员及庞大的知识量，还有一件 T 恤衫。那时我才意识到，尽管我们在编写的将作为词典销售，但它是“面向垂直受众词汇表”。这不是一般的词典，也绝不是魔鬼词典。

> 词典(名词)，一个限制语言发展并使其变得生硬晦涩的恶意的文学作品。然而，这本词典却是一个非常有用的作品。
> —安布罗斯·比尔斯，魔鬼辞典。

过程中我发现了关于定义的“最佳实践指南”[1]。有趣的是，这是一个可以接受“抄袭”的领域－也就是说，如果该术语已经有了定义，那么就不要重起炉灶了。这是因为定义本质上是信息，而信息是不能独自拥有的。但如果“词典编纂者”不能改进定义，便应该放弃这项工作。因此，第一次作为“词典编纂者”，我试图使定义符合健康结局测量的观点，并能对读者有意义。换句话说，我试图帮助读者想像如何使用或应用术语。所以，我利用编辑者的特权来提供具体例子。因为这是一个词汇表，其中的定义反映的是生存质量和健康结局测量中的用法，而不是所有用法。由于受众是“垂直的”，定义必须对初学者和专家都有用。

如果不是每次 ISOQOL 会议都给我提供一些需要定义的新术语，这部词典便会早些完成；这确实说明，即使已经完成了一个版本，随着词库的扩大和我们的研究及生存质量经验的增长，这词典应该是一个可添加新术语的动态文件。

我非常感谢提供了有效建议来改进词典的 ISOQOL 会员们。值得注意的是，我得知生存质量不只是适用于人类的概念，我很高兴添加了关于动物生存质量的定义。

非常感谢内页上列出的所有帮助发起这个想法和提供定义的团队。特别感谢Carolina Moriello，除帮助编辑许多定义之外，她还完成了所有的制作工作。没有她对编制过程和产物的帮助、支持和信任，这本词典就完成不了。 Brenda Lee 和 Isabel O'Connor 在打字和校对方面帮助很大。来自 ISOQOL 管理团队的 Colleen Pedersen 支持最终版本并监督词典离开我的办公桌直到发布。我还要感谢 ISOQOL 的理事会成员，他们自始至终耐心地看待这个项目并认可最终成果。最后，同样重要的是，我感谢 ISOQOL 会员们，他们花费时间审查词典并为最终版本添加了有用的内容。

对我来说，这是一次了不起的经历，我学到了深入浅出地表达等很多关于术语学的知识，并了解到我们领域的广度和深度。我没有错过这个为世界作贡献的机会。

Nancy E. Mayo，理学士（在职），理学硕士，哲学博士
(nancy.mayo@mcgill.ca)

中文版前言

在过去二十年中，人们对中国人生存质量的研究兴趣急剧增加。我们于 2014 年成立了世界华人生活质素学会(WACQOL)，其前身为香港生活质素学会。2018 年，中国大陆和香港的会员们纷纷反映， 需要有一本词典来规范对生存质量相关的中文术语和概念的理解。

经文献回顾，我们认为 ISOQOL 的词典（英文版）是一个独特而及时的资源，收录了相当数量生存质量方面的术语和概念，并给予简明扼要的解释。这本词典不仅对生存质量研究的设计和分析至关重要，而且有助于该领域专家、从业人员和学生的跨学科交流。

鉴于简体中文是中国大陆的官方书面语言，作为 ISOQOL Chinese PRO SIG 的联合主席，我们便提议 SIG 成员将 ISOQOL 词典翻译成简体中文版，并获得了大力支持。在 Colleen Pedersen 的热情帮助下，我们向 ISOQOL 董事会呈交了提案，并迅速获得批准。

我们通过严格的流程来确保高质量的翻译。首先，我们公开邀请 Chinese PRO SIG 的成员参加这个项目，很高兴得到了 22 位中国专家成员的自愿支持；接着，征得 ISOQOL 的同意，我们将 TransPerfect 公司的初稿分成 22 个半重叠部分，分发给 22 位专家，使得每个术语都由两名成员独立校正，形成两个第二稿；在此基础上，由方以德教授取长补短，形成一份协调稿；最后，由方积乾教授修改、润色和定稿。经过以上反复推敲和斟酌的过程，我们试图融合众多专家的智慧，在确保内容准确的同时，力求中文的可读性。

借此机会我们衷心感谢 ISOQOL 对这项工作的支持，WACQOL 的捐赠，Colleen Pendersen 的行政管理以及所有专家学者的无私奉献。没有他们的支持和贡献，ISOQOL 词典的简体中文版无法问世。

如今，我们终于获得了 ISOQOL 词典的简体中文版，兴奋之余，深切地希望致力于提升中国人生存质量的同事们珍惜这份集体创作的宝贵产物，及时反馈使用中的体验，使之日臻完善。

方积乾，生物统计学博士(fangjq@mail.sysu.edu.cn)

方以德，数理统计学博士(dytfong@hku.hk)

2021 年 5 月

A

可接受性 (ACCEPTABILITY)

在研究或临床治疗背景下，它指的是：研究参与者或患者是否愿意做被要求的事情。[2]

准确性 (ACCURACY)

与公认测量标准的相符程度；指生物学实体的测量属性（活检、化验等）。在测量概念的背景下，它指相对地没有误差。如果没有金标准或真实值，这个术语会与效度混淆。[3-5]

默许偏倚/逢迎偏倚 (ACQUIESCENCE BIAS/OBSEQUIOUSNESS BIAS)

参加者发出其认为在研究背景下最讨人喜欢或最有帮助的反应的倾向；一种特别类型的默许偏倚是参加者给出全部肯定回复；此人被称为“肯定者”；与之相对的是“否定者”。[4,6]

活动 (ACTIVITY)

在健康语景下，它指的是个体执行任务或行动；世界卫生组织(WHO)在国际健康功能与身心障碍分类(ICF)的框架中，将活动分类为学习和运用知识、一般任务和需求、沟通、行动、自我照顾、家庭生活和人际交往与关系。[7]

日常生活活动 (ACTIVITIES OF DAILY LIVING)

个人护理所需的基本任务，包括沐浴、穿衣、屋内走动和吃饭；这些活动反映神经和运动系统组织能力的主要生物学功能。[8]

活动受限 (ACTIVITY LIMITATION)

指个体在活动时可能存在困难；困难可以是能力方面（在测试环境中难以执行某项任务）或表现方面（在日常环境中的困难）；这是世界卫生组织(WHO)的国际健康功能与身心障碍分类(ICF)框架内的术语。[7]

适应性设计 (ADAPTIVE DESIGNS)

在随机试验或抽样调查中，为使重要协变量达到平衡，在研究进行时改变分组或选择受试者的方法；因为必须考虑随时间变化的分组或抽样概率，选择这种设计会让统计分析更复杂。[3]

适应性测试 (ADAPTIVE TEST)

提供一个题目让受试者回答问题或完成任务的一种测试形式。根据对上一个题目的回答或表现，为受试者提供下一个题目。这个过程持续进行，直到受试者的潜在特征值估计已满足测试实施者预定的标准测量误差，或测试完预定数量的题目，或已涵盖所有相关内容。这一过程可避免能力过强（或过低）或病情较轻（或较重）的人进行与他们水平不相称的测试或回答与他们水平不相称的问题；减少所实施题目的总数，避免能力较强者厌烦，能力较低者气馁。在计算机适应性测试(CAT) 中，题目排序通过一系列规则生成，受试者只能看到程序选择出的题目；在试卷适应性测试中，所有题目都显示，根据反应模式将受试者引向相应的子测验。[9]

坚持度（对治疗）(ADHERENCE (to therapy))

服药、执行饮食计划和/或变更生活方式等个人行为与本人所认可的保健提供者的建议相符合的程度。[10]过去，指患者行为时，术语“依从(compliance)”和“坚持”可互换，但现在，术语“依从”被用于健康专业人员或研究者遵守指南或方案的程度。

行政管理数据库 (ADMINISTRATIVE DATABASES)

储存为管理健康照护系统而定期采集信息的数据库。它们是宝贵的数据资源，因为它们涵盖整个（受照护的）人群；但它们所包含的信息并非为研究目的而采集，因此使用它们时需要大量的数据管理并充分了解它们所代表的系统。[3]

预先指示 (ADVANCED DIRECTIVES)

患者签署的法律文件，以告知医生和家人若将来自己没有能力作出决策，他/她想要何种医疗照护或决策。可能包括是否开始或何时停止生命维持治疗，或应由谁代为决定。[11]

倡导 (ADVOCACY)

采取行动帮助人们说出他们想要什么，保护他们的权利，代表他们的利益，获得他们所需的服务。由所提供服务无关人士来实施倡导，最为有效。[12]

病原学/病因学 (AETIOLOGY/ETIOLOGY)

见原因(CAUSE)。

感情 (AFFECT)

一种情感、心情、情绪或欲望，尤其在影响到行为或思想时；是有机体与刺激互动过程的一个关键部分，心理学的ABC（感情、行为、认知）之一。[13, 14]

年龄歧视 (AGEISM)

基于年龄对个体的歧视或不公对待。[12]

亲和性 (AGREEABLENESS)

亲和性是“五大”人格特质之一，指在与他人的人际关系中反映出的讨人喜欢、愉快与和谐的倾向。亲和性高的人通常被描述为和蔼、体贴和热情，在与他人的互动中表现出较高的响应性和负面情绪管控能力。[15]

一致度(AGREEMENT)

两名或更多评定者之间的一致程度；粗一致度(crude agreement)指一致评定占评定总数的比例。Kappa 是关于一致性的统计量，等于观测一致度与随机情形下理论一致度之比。[16]

赤池信息量准则 (AKAIKE’S INFORMATION CRITERIA, AIC)

统计建模中使用的一个指标数，用于在若干竞争模型之间作出选择。定义为$-2L+2m$，其中 L 为最大对数似然，m 为模型中参数的个数。AIC 最低的模型被认为是最佳模型。[3]

全子集回归 (ALL SUBSETS REGRESSION)

回归分析中变量选择的一种算法。考虑所有可能的模型，根据某个适宜准则的数值（如 Mallow's Ck）选出“最佳”模型。[3]

α 错误 (ALPHA ERROR)

发生第一类错误的概率（例如，将两种实际无差异的治疗误认为有差异的概率）。

锚 (ANCHOR)

在测量的背景下，它是一个外部标准，是一个易于解释的指标，用来确定测量值多大的变化是患者或医生所认为的重要改善或重要恶化。[18] 当使用视觉模拟量表时，锚点是锚定范围的端点所对应量表的数值或名称。

有锚方法 (ANCHOR-BASED METHOD)

一种用于估计最小重要变化(MIC)或最小重要差异(MID)的方法。将所测指标的那些观察得分映射到重要的临床检验（锚）的数值上，可确定基于锚的差异，横断面（某个时间点临床定义组之间的差异）或纵向（随时间推移一个组得分的变化）的都可以。[2] 对于横断面研究，有锚方法也可称为已知组效度或区分效度。

匿名化 (ANONYMIZED)

原先可辨别身份的数据，经去识别化处理，人们没有办法反过来将匿名信息与特定的个体相联系。[19]

匿名 (ANONYMOUS)

在无标识情况下采集、并且不再与任何个体有关联的数据；使用个体代码去识别的数据不属于匿名。[19]

淡漠 (APATHY)

淡漠这个词来自希腊词语“apathes”(παθής)，表示“没有感觉”。1603 年，此词首次被录入牛津英语词典，并被定义为“缺乏热情或感情，或对之麻木；无情的存在”。现行牛津词典的定义反映了更为现代的理解：“对用来打动人，或对用于激起兴趣或行动的事物无动于衷”。淡漠是用于描述负面动机的术语。当观察到一个人缺乏主动性、精力、持久性和动机的症状时，他/她可被认定为淡漠。淡漠可以是一种特质，通常是人的一种特征（即有生以来都是被动、低角色活动、低自尊、及低生活满意度）；或者，淡漠可以是因临时适应生活重大变更（如个人悲剧、自然灾害、社会损失和环境剥夺）而引起的一种状态。还有一项运动将淡漠宣称为具有一套特定诊断标准的综合征。[21] Marin [21]和 Starkstein [22]首次把淡漠作为一个综合征来操作。但是，如今 Robert 等人在一份共识里报告淡漠这个概念涵盖 4 个领域[24]：兴趣、行动启动、精力和情绪反应。在健康背景下，已证实淡漠出现于神经系统疾病，并影响参与和从事有意义的活动。人们用患者报告结局(PRO)来测量符合淡漠 4 个领域的行为，也有通过家人或健康专业人员来评定(ObsROs)。[20-23] 也请参见动机(MOTIVATION)。

评价 (APPRAISAL)

评定个人对症状、功能、健康和生存质量体验的心理过程。如果个人根据此次评价改变个人的行为、优先事项或目标，此次评价可能会影响这些结局的未来评价，我们称之为评价效应。在临床试验背景下，如果干预研究的各比较组（例如，干预、安慰剂、常规治疗、阳性对照）评价效应有所不同，评价会使组间差异的大小受到影响。[24]

曲线下面积 (AUC) (AREA UNDER THE CURVE (AUC))

一种汇总随时间对个体进行一系列测量的资料的有用方法，如纵向研究资料或剂量反应曲线。通常通过每对相邻时间点之间的曲线下面积相加来计算。例如，近似计算一系列梯形（长方形和三角形）面积并求和。此估计值能很好地反映个体日常表现和定期测量的概念。例如，血糖、胆固醇、肺容量等生物学参数，或疼痛、疲劳、抑郁等症状。但是，零星发生的身体活动不能很好地反映。[3]

辅助技术 (ASSISTIVE TECHNOLOGY)

用于帮助人们维持他们自立的技术，例如在家中使用设备和适配。辅助技术包括协助沟通的创新技术、用于听力障碍者的设备、针对有视觉障碍者的通道、供有学习障碍者使用的电脑、支持痴呆患者、关联住房和辅助技术、以及尽可能评估移动和身体能力以指导设计。远程护理和远程医疗是辅助技术应用的课题，因为它们可以实现个体在医院外接受治疗，以及通过对医生和社区护理团队的工作提供便利，使慢性病患者或残疾者可以独立生活。[12]

态度（ATTITUDE）

态度源自个体的价值观，态度通常反映了以某些特定方式对某些特定事件作出反应，并接近或避免那些确认或挑战该个体价值观的事件的倾向。态度也影响个体的信念和行为。[12]

属性（ATTRIBUTE）

个体的性质或特征，诸如眼睛的颜色。在测量中，它指的是由于存在标准定义或测试，可以高度确定性测量的那些特征。例如，具有特定的诊断可以是一种属性。属性也可指治疗或医疗仪器的性质或特征。

消耗偏倚（ATTRITION BIAS）

在研究的背景下，它指的是参与者随时间的推移退出研究；例如，在随机试验中，当两个比较组的“消耗”存在差异时，可能导致偏倚，称为失访偏倚或消耗偏倚(attrition bias);必须通过采用意向治疗分析(intention-to-treat analysis)和某种方法来纠正所有可能需要统计缺失数据的结局。[5]

稽查（AUDIT）

以系统的方式检查或回顾一项实践、过程或表现，以确定它们达到预定标准的程度。[12]

自主（AUTONOMY）

个体不受外力操控或扭曲，做真正的自己、依据自己的理由和意愿生活的能力。在医学中，它指个人自己作决定的权利，是关于治疗或参与研究知情同意的基础。[25]

化身（AVATAR）

在计算机操作中，化身是用户的图形显示，或用户的第二自我或特征。它可采用三维形式（如在游戏或虚拟世界中）或二维形式（如在网络论坛和其他在线社群的图标）。在残疾的情况下，化身可以让人以另一个自我呈现，以便参与虚拟或在线社群。

B

回译 (BACK TRANSLATION)

从目标语言回译到源语言，以确定翻译是否确实保留了原始文件要表达的意思。[26]

障碍 (BARRIER)

妨碍个体表现和参与的个人因素、环境因素或损伤及限制。[7]

成套测验 (BATTERY)

在健康评估的背景下，为用于综合评价一个目标概念及其相关概念而设计的一系列测试或问卷。

贝叶斯统计 (BAYESIAN STATISTIC)

一类统计推断方法。需要对统计模型的未知参数构建一个概率分布；这个概率分布（称为先验分布）基于数据以外的信息，诸如文献或预研究。之后用观测数据中的信息正式更新先验分布，获得未知参数的后验分布。先验分布的选择取决于（研究）背景，可以反映研究者关于此概率分布的主观信念，也可以是无信息性的。[3,5]

贝叶斯信息准则 (BAYESIAN INFORMATION CRITERION, BIC)

一个用于帮助在若干竞争的统计模型之间进行选择的指数，与赤池信息准则(AIC)相似，但比 AIC 对较高维度（自由度）模型惩罚更大。它定义为$-2L+m\ln(n)$，其中 L 为最大对数似然，m 为模型中的参数个数，n 为样本量，BIC 最低的模型被认为是最佳模型。[3]

丧亡 (BEREAVEMENT)

失去所爱的人或与其分离。悲伤时，丧亡以不同方式影响个人。[12]

β 系数（β）(BETA COEFFICIENT, β)

标准化回归系数，用以在解释变量之间直接比较它们对反应（结局）变量的相对解释效能。将原始回归系数乘以对应解释变量的标准差，可得到标准化回归系数。[3]是回归分析结果的一部分，但每个特定统计分析软件都可能有不同的标准化方式。例如，在 SAS(Statistical Analysis System)中，当使用普通最小二乘回归程序(proc reg) 时，“stb”选项给出的“标准化估计值”是原始回归系数乘以解释变量的标准差后，再除以结局变量的标准差的结果，数值上与单纯乘以解释变量标准差进行标准化的结果十分不同。[28]也请参见回归系数(REGRESSION COEFFICIENT)

β 错误 (BETA ERROR)

当组与组间实际有差异时，错误地作无差异结论的概率（也称为 II 类错误）。[17]

偏倚 (BIAS)

结果或推论与事实的系统性偏差。在研究中，偏倚源于研究的构想和设计，或源于数据的收集、分析、解读、报告、出版或审查。偏倚导致结论系统性而不是随机性地与事实不同。在 1979 年，Sackett 描述了 63 种不同偏倚。[6]

设盲 (BLINDING)

在研究背景下，它指保持观察者和/或受试者不知晓受试者属于哪一组的过程；在实验中，就分组设盲；在观察性研究中，就受试者所来自的人群设盲。当观察者和受试者都不知情时，称为双盲研究。如果统计学分析也在不知道受试者属于哪一组的情况下进行，该研究有时候被描述为三盲。[5]

区组化 (BLOCKING)

在随机化分组的背景下，为避免试验组和对照组在某个因素上出入太大，按照该因素的水平把合格的个体依次分成若干区组，将区组内个体随机分配到实验组和对照组。各区组内人数可以是固定值，也可以随机变化。[29]

身体功能 (BODY FUNCTION)

在 WHO 的 ICF 框架中，它指身体系统的生理功能（包括心理功能）。[7]

体质指数(BODY MASS INDEX , BMI)

一个关于肥胖的人体测量学指标，计算方法为体重(kg)除以身高(m)的平方(kg/m^2)；BMI 低于 18.5 为体重过轻；18.5 至 24.9 为健康体重；25.0 至 29.9 为超重；30 至 39.9 为肥胖；≥ 40 为病态肥胖。[30]

身体结构 (BODY STRUCTURE)

在 WHO 的 ICF 框架内，它指身体的解剖部位，如器官、肢体和其组成部分。[7]

书签 (BOOKMARKING)

一种通过代表症状严重程度分级的临床案例来确定症状严重程度，从而找出分界分数的方法；临床医生和患者识别出他们认为相近的案例，以表示两个严重程度之间的阈值（例如，一个表明某症状“没有问题”的案例和一个表明“轻度问题”的相近案例之间的阈值）。分界分数被定义为各对相近案例的平均位置。[27]

自助法 (BOOTSTRAP)

一种用于在难以或不可能直接获得的情况下，得到变异性并提供参数的置信区间的数据模拟方法。此方法的基本理念是通过有放回的重抽样，从原始数据中生成样本量为 n 的随机样本（每个这样的样本称为一个自助样本，提供相关参数的一个估计值）。此过程重复多次（1000 至 5000 次），可提供估计量变异性的信息，并可得到近似的 95% 置信区间。例如，效应量（差异与标准差的比值）和回归参数 r^2 可使用自助法获得置信区间。这一术语源于“用鞋带把自己提起来”这一表述，后表示自力更生。[3]

护理负担 (BURDEN OF CARE)

在健康背景下，它指健康照护的工作负担及其对患者功能和安康的影响。其中，“工作负担”包括疾病治疗对患者和健康管理所要求的策略（例如健康监测、饮食、锻炼），“影响”指治疗和自我照料对患者行为、认知、生理和心理健康的影响。[31]

疾病负担 (BURDEN OF DISEASE)

一个度量人群当前健康与最优状态之间差距的指标。最优状态是指所有人达到完整的期望寿命而无主要健康问题。
32-34

C

能力 (CAPACITY)

在标准环境中，诸如在临床或实验室的环境中检测时，可执行一项任务的程度。此术语来自 WHO 的 ICF 框架。[7]

捕获-再捕获方法 (CAPTURE-RECAPTURE METHOD)

使用重叠和不一定完整但交叉的一系列数据集，来估计目标人群或其子集大小的一种方法。这种方法源自野生动物生物学，依赖于标记并释放被捕的动物，之后再捕获它们。兽医流行病学和后来的生命统计学（人口普查）与流行病学采用该方法。如果有取自不同来源的两份独立样本，提供如下数据：(a) 两个样本均发现的案例数 a，(b) 仅第一样本发现的案例数 b，(c) 仅第二样本发现的案例数 c，则总体中案例数的极大似然估计值为：第一样本的案例数与第二样本的案例数的乘积除以两样本均发现的案例数，即(a+b)(a+c)/a。若两样本的案例数正向关联，则结果偏于低估。若两样本的案例数负向依赖，则偏于高估。如果有≥3 个样本，有时可使用对数线性方法为两个来源的相依程度建模。虽然捕获-再捕获方法有一定局限性，但它有助于估计难以调查的总体（如无家可归者和性工作者）中的案例数和面临风险人数。也请参见滚雪球抽样(SNOWBALL SAMPLING)。[5]

治疗路径 (CARE PATHWAY)

基于全国公认的指南、标准和方案，结合最佳实践和循证指南的关于特定疾病的治疗和护理措施的详细规定。治疗路径制定了个体可期待的就医过程，是多专业、跨机构、能够促进治疗的。治疗路径提供了文档的统一标准，也为持续性审查奠定基础。[12]

治疗计划 (CARE PLAN)

一份根据个人的风险和所测量的损伤、受限和约束，详述其所需的健康和社会照护的个人化的行动计划；它应包括个人的详细信息、待提供的服务、照护者参与、计划的目的、审查日期、被评估人和治疗团队共享此计划的同意书。个人化的治疗计划还应通过评估确定该患者的生活方式和个人实力，包括其能力、兴趣和愿望。治疗计划应以适合个人及其照护者（们）的格式打印。[12]

照护者 (CAREGIVER)

为某个残疾、病重或虚弱者提供常规和实质性无偿护理的父母、配偶、伴侣、子女、亲属或朋友；护理伴侣常指配偶或充当配偶角色的照护者。[12]

病例-队列研究 (CASE-COHORT STUDY)

是病例-对照研究的一种变型。其中，对照和病例从同一个队列中选取。确定病例（有目标疾病或结局的人）后，从整个起始队列中（不考虑他们是否有目标疾病或结局）抽取一份样本，构成对照组。在不假定罕见病的情况下，这种设计提供风险比的估计值。

病例-对照研究 (CASE-CONTROL STUDY)

一种用于回答与可能预防或导致某种健康问题或疾病的因素的有关问题的研究设计。选择有特定问题或疾病的人（病例）与一些无该问题或疾病的人（对照）；就认为与在研问题或疾病的发生可能有关的以往的属性或暴露，对病例和对照进行比较。一些潜在因素可能增高或降低疾病风险，病例-对照研究可以定量反映这些因素改变风险的单独作用和联合作用。病例-对照研究常被贴错标签。研究设计者和读者常常被术语“病例”和“对照”的使用搞糊涂。医生常用“病例”来指有健康问题的人们，用“对照”来指招募到研究中提供对比数据的健康人。在临床环境中，错误地将有健康问题的人（标记为病例）与无健康问题的人（标记为对照）就当前特征或未来结局的发生进行比较。病例-对照研究的关键特征是：(1) 待回答的问题有关病因学，而不是预后；(2) 对照与病例匹配，他们不是便利样本或平行样本；(3) 在时间上，暴露必须先于健康问题的发生，而不是病例的后果。例如，饮食变化可能是患某些癌症的结果，因此需要在此人成为病例前采集膳食信息。病例-对照研究被称为回顾性设计，因为要求暴露必须发生在病例成为病例之前。巢式病例-对照研究是一种特殊类型的病例-对照研究，其中，存在一个基础队列，病例和对照均来自此队列；在一个病例成为病例时，所有无健康问题者形成该病例的一个对照池，从中选取与其相应的对照。对于所有类型的病例-对照研究，每个病例可选择一个或多个对照。过后，对照也可能成为病例， 例如，一项关于死亡的研究，最终，所有对照都将成为病例。[35-37]

病例-交叉研究 (CASE-CROSSOVER STUDY)

交叉设计在观察性研究中的一个变型，用于研究暴露对触发某事件的急性效应。每名受试者作为自己的对照。假设某暴露触发此事件，将“病例”（事件发生）时的暴露 - 与对照时（事件未发生）的暴露比较。[5]

病死率 (CASE FATALITY RATE)

病死率（%）=在发病或确诊后特定时期内死亡个体数/患此特定疾病的个体数。[17]

病例管理 (CASE MANAGEMENT)

健康专业人员对高风险脆弱人群（因众多长期健康问题和复杂需求）通过持续性照护、协调和个性化照护计划等积极管理和参与照护的过程。[12]

单纯病例研究 (CASE-ONLY STUDY)

类似于遗传流行病学中常用于评估环境暴露和基因型关系的病例系列；将有特定疾病或结局，且具有某特征的一些病例与有相同疾病但无此特征的一些病例相比较。[5]

个案研究 (CASE STUDY)

进行社会调查的一种策略，旨在辨别和追求对个案本身固有问题的理解；其意图是寻求案例的共同点和不同或特殊点。选择和研究病例的地点对进一步理解特定问题和概念也有所帮助。当在同期和现实环境中围绕“如何”或“为何”开展调查时，当研究者对所研究事件几乎不控制时，以及当可以使用多种证据来源时，这种策略是最佳的。[38]

催化剂 (CATALYST)

在反应改变的背景下，它指健康状态或其变化，以及其他健康相关事件、治疗干预，此类事件的间接体验以及其他假设对生存质量有影响的事件（生活事件）。[39] 原因指标(CAUSAL INDICATOR)

在使用结构方程模型(SEM)检验一个结局测度（诸如 HRQL 或 QOL）的结构效度的背景下，原因指标（如身体症状或治疗的副反应）是与潜在概念或因素相关的指标；通过反向箭头表示可以认为这些指标引起潜在因素变化。相比之下，效应指标是可能受潜在概念(QOL)变化影响的 QOL 测度的领域；心理领域可能受到不良 QOL 的影响，应被认为是效应指标。

原因变量 (CAUSAL VARIABLE)

在评估潜在概念（如生存质量）的背景下，这些变量是引起概念变化的原因；换言之，原因变量的变化充分（而非必要）地导致潜在概念的变化；症状是生存质量的原因变量。[41]

原因（必要） (CAUSE (NECESSARY))

一类没有它结局就不会发生的原因。亚里士多德首先指出了4 种人类活动的必要原因：质料因、动力因或运动因、形式因和目的因。质料因类似于建房的木材或其他物理材料；在生存质量背景下，功能维度可被论证为质料因。建房者，更重要地，建房者所处特定状态，是动力因；在生存质量背景下，有若干候选项：希望、积极前景、应对。形式因类似于构建房子必需的蓝图或计划；在生存质量背景下，可以是确保需求被满足的计划和基础。亚里士多德的目的因是建房的原因；在生存质量背景下，目的因可能是达到接受现时条件或生活状况的程度，有时称为“新常态”。[42]

原因（充分） (CAUSE (SUFFICIENT))

一类有了它会不可避免地产生某效应的原因；其结果是：有此原因的所有人都将出现此结局。充分原因自己起作用，不需要其他附加因素。原因可以是必要或充分，也可以是既必要又充分。例如，在测量生存质量或 PRO 结局的背景下，存在某种症状可能足以导致生存质量的下降，但并非必要，生存质量可能因其他因素而下降。Fayers 反对将一些充分原因作为生存质量测定的成分，因为仅仅一个原因就足以影响生存质量，令其他因素没有产生影响的空间。[42，43]

天花板效应 (CEILING EFFECT)

见地板和天花板效应(FLOOR AND CEILING EFFECTS)。

删失 (CENSORED)

在以达到某事件或特定健康状态的时间为结局的纵向研究（生存分析）背景下，因研究结束或失访无法确定某人的终点状态，被视为删失；达到终点（即使是一件好事，也称为“失效”）的人被归类为“失效者”；所有其他人均视为删失。为了避免偏倚，删失应不依赖于在研的变量（暴露变量），称为独立删失假设。例如，在一项术后全员参与的康复研究中，如果某人在评估前因车祸死亡，独立删失假设成立，则被视为删失。[5]

中心极限定理 (CLT) (CENTRAL LIMIT THEOREM, CLT)

概率论中的一个定理。从均值为 μ、标准差为 σ 的基础总体中抽取样本量为 n 的样本，这些样本的均数也围绕 μ 分布，标准差为 $\sigma/\text{sqrt}(n)$；n 越大，样本均数的分布越接近高斯分布（正态分布）。[3]

变化 (CHANGE)

在健康结局测量的背景下，变化指的是个体评分随时间变化的程度；它不同于“差异”，后者指的是横断面比较的组间差别。[2] 有很多类型与健康结局相关的变化，取决于变化是从个人还是从医生角度来看[44]；这一术语已经随时间演变，有不同的术语表达基本相同的概念。当考虑变化时，务必考虑变化的概念，而不是仅考虑它们的估计量。

1. 最小临床重要差异 (MCID)。

患者认为受益的所关注领域评分的最小差异。这一差异会授权在无棘手副作用和过多花费情况下，变更患者管理。[45] 该术语最好保留，用于检测组间差异（见 MID），而最小重要变化(MIC) 用于检测个体内变化，虽然在历史上，甚至现在，两者的区别还是模糊不清的。MCID 和 CID 是过时的术语，正被 MID 和 MIC 取代。[46]

2. 最小重要差异（MID）。

在已知所关注概念存在重要差异（例如，按性别、年龄或健康状态）的组之间观察到的最小差异；使用已知组的方法获得估计值。

3. 最小重要变化（MIC）。

对所关注领域的评分，患者视为重要的最小变化。对于 PRO 指标，必须从患者角度来考虑，通常询问患者改善了多少，并计算回答“改善一点儿”的人评分变化的平均值。对于非 PRO 指标，患者和医生两种角度的 MIC 都有意义。医生角度的 MIC 表示需要保证的治疗的变化，或预后的变化。在研究背景下，MIC 可用于估计样本量，以便以足够功效发现 MIC 具有统计学意义。可使用有锚方法(anchor-based methods)估计 MIC（用某个外部标准的变化来锚定评分的变化，外部标准可以是患者的看法，也可以是另一个指标）；也可以用分布方法(distribution methods)来评估 MIC(如≥½SD 的变化)。[47]

4. 变化反应度（RESPONSIVENESS TO CHANGE）。

来自 COSMIN 小组的共识将此定义为：一项测试手段检出待测概念随时间变化的能力；这意味着变化的幅度已超过了偶然机会或测量误差引起的变异。[48] 为了阐释定义和估计此概念所面临的困难，Terwee 给出了 25 种反应度定义和 31 个估计量（公式）。[49]

5. 变化敏感性 （SENSITIVITY TO CHANGE）。

一项测试手段测量人健康状态变化的能力，不论对于决策者是否有意义；是反应度的必要但非充分条件。[50]

6. 最小可检出变化（SMALLEST DETECTABLE CHANGE, SDC）。

最小可检出的超出测量误差以外的变化，可通过落在 Bland 和 Altman 图中一致性限度以外的变化值来表示，基本上指超出±1.96SD 或±1.96SEM（测量的标准误） 的变化。这个指标反映稳定的患者评分能有多大的变化。[2]

清单 (CHECKLIST)

可用简单合计得到评分的一系列条目。例如，在问及患者不同身体症状存在情况的问卷中，可以构建清单来表达患者所报告问题的数目。清单不同于指数，清单仅仅是条目的汇编，可以没有合理的心理计量学基础。[51]

化学预防 (CHEMOPREVENTION)

使用天然或实验室制作的物质来预防癌症。[52]

慢性照护模型（慢性疾病模型） (CHRONIC CARE MODEL (CHRONIC DISEASE MODEL))

健康照护组织的全面框架，用于改善慢性病患者的结局。它包括 6 个元素：健康照护组织、社区资源、自我管理支持、递送系统设计、决策支持和临床信息系统。在临床治疗中部署这一模型的目的是在熟练的专职健康专业人员和知识丰富的患者之间开发一种富有成效的互动。这种互动由临床指南、信息系统和一个本地病例管理组织提供支持。通过自我管理计划来强化的慢性疾病管理，其关键性特点是患者教育和行为转变。[53]

经典测量理论 (CLASSICAL TEST THEORY)

一种测量理论，基于以下前提：一个人在多个条目组成的测试中所获原始评分是真实得分和随机误差的函数；对所有人的误差都相同。[54]

临床结局评估 (CLINICAL OUTCOME ASSESSMENT, COA)

任何关于临床结局的评估，可能受人为选择、判断或动机的影响，也可能为治疗获益提供直接或间接证据。有别于完全依赖于自动过程或算法的生物标志物，COA 依赖于患者、医生或观察者的实施、解读和报告。有 4 类 COA，包括患者报告结局(PRO)、医师报告结局(ClinRO)、观察者报告结局(ObsRO)和表现结局(PerfO)。[55]

临床实践指南 (CLINICAL PRACTICE GUIDELINES)

系统陈述的有关临床实践的文件，旨在帮助医生和患者就特定临床状况作出适宜的临床照护决策。[52]

临床试验 (CLINICAL TRIAL)

按照预先规定的方案执行的正式研究，旨在在人体中探索或验证一些方法或干预的安全性和有效性；干预通常是创新的治疗。[56]

临床重要差异（CLINICALLY IMPORTANT DIFFERENCE）

见变化（CHANGE）。

医师报告结局（CLINICIAN-REPORTED OUTCOME，ClinRO or CRO）

就研究的终点而言，ClinRO 或 CRO 是专家观察到的结局，或需要专家解读的结局（如放射学结局或肿瘤反应）。这里所说的专家，诸如医生、其他健康专业人员或经过培训人员（如无损伤感染治疗）。医师报告结局是专家利用患者信息完成的。[57]

临床计量学（CLINIMETRICS）

术语“临床计量学”由 Alvan R. Feinstein 于 1982 年引入，标志一个学科领域；涉及描述或测量症状、体征和其他特殊临床现象的指数、评定量表等。临床计量学的目的是为通常临床分类学中找不到归属的一些临床现象提供知识家园。此类现象包括症状的类型、严重性和排序；疾病进展速度、合并症的严重性；功能能力问题；医学决策理由；以及日常生活的很多其他方面，如安康和痛苦。[58]

聚类分析（CLUSTER ANALYSIS）

一组分类方法，使用在各个体上观察到的变量值，对一组未曾分类的数据进行（希望是）合乎情理且信息丰富的分类。此类方法基本上都试图模仿在二维平面上做得很好的眼-脑系统。例如，不用弄清“类”的明确含义，也容易检测到存在 3 个类。[3]

集群随机试验 （CLUSTER RANDOMIZED TRIAL）

一种干预研究，其中随机化的单位（集群）包含若干或很多个体，如社区、工作场所、医院、学校或诊所。在确定样本量和后续数据分析中，必须考虑集群内成员间的关联性。不因群内关联性而校正标准统计方法，将导致 I 类错误增高，研究功效低下。[59]

COCHRANE 评价 (COCHRANE REVIEW)

Cochrane 评价是对健康照护和健康政策方面的科学研究的系统评价，发表在 Cochrane 系统评价数据库中。Cochrane 评价有三种类型。(1)干预评价，评估健康照护和健康政策所用干预的利弊，(2)诊断试验准确性评价，评估诊断试验在诊断和检测特定疾病中的表现，和(3)方法学评价，着重于如何实施和报告系统评价和临床试验。Cochrane 评价的结果是以符合特定质量标准的临床试验为基础的，因为最可靠的研究将提供健康照护方面决策的最佳证据。Cochrane 评价的作者应采用一些方法去减少贯穿评价过程不同部分的偏倚的影响，这些方法包括：(i)从众多不同来源（包括未发表文献）中识别相关研究；(ii)基于预先明确规定的标准纳入研究并评估它们的优势和局限；(iii)系统地采集数据；和(iv)适当地综合数据。[59, 60]

认知诉谈/认知访谈 (COGNITIVE DEBRIEFING/COGNITIVE INTERVIEWING)

一类调查受访者在回答特定调查问题时所采用的认知过程的访谈。这些访谈基本上旨在找出个体如何对一个条目选择答案背后的内容：什么（含义）、如何（选择答案背后的决策过程）、何时（时间段）、为何（选择某答案的原因）、哪里（校准决策）和谁（参比对象）。回答问题时会使用的技巧包括“自言自语”、用手探查和改述。这样做的目的是确保被调查者以我们设计的方式解读和回答问题；这是患者结局报告或调查问卷开发期间的一个关键步骤。[61-63] 也用于外国量表的翻译过程，以确保跨文化效度和其他类型的与翻译相关的效度。Blair 等人[63]提供了统计信息，以确定需要多少认知访谈来发现一个调查工具的大部分问题。

认知储备 (COGNITIVE RESERVE)

见储备（RESERVE）。

COHEN’S KAPPA

见 KAPPA。

队列多重随机对照设计（COHORT MULTIPLE RANDOMIZED CONTROLLED DESIGN）

一种随时间追踪一个有充分特征的队列，以提供丰富的观察性数据，用于建模和了解健康结局变化的设计；队列研究附加针对特定结局对若干受益最大亚组的试验方案。随机选择符合特定干预标准的人去接受干预，而其他合格的队列成员作为对照，从而增加检验的功效。这是在一个队列中检验多种干预的理想设计，因为所有人都有共同的结局策略（固定的评价时间点），以及共同的协调策略来确保完成随访。此外，各项干预试验在反应者定义和统计方法学方面有一定程度的标准化，使得这些试验的总体影响远大于个别试验影响之和。最重要的是，所有队列成员都有机会接受一种或多种干预，增加参与度，减少缺失数据。[64]

队列研究（COHORT STUDY）

研究者选择一个由暴露个体和未暴露个体组成的人群，跟踪所有人，就某个结局（如疾病或事件）的累积发生率，或某个结局或事件的发生率对它们进行比较的研究；在后一情况中，时间必须是分母的一部分，即考虑单位人-时的结局数。[17]

1. 起始队列研究（INCEPTION COHORT STUDY）：

队列研究的一种类型，在所研究健康问题出现早期统一的时间点或在健康问题发生前识别所有个体。[65] 一些突发性或有明确发作时间的健康问题，如卒中、心肌梗死、事故或损伤等，适合用起始队列方法。因为进入队列的人们并不代表健康问题起始时的所有人群，所以不使用起始队列方法来研究这类型情形可能引入选择偏倚或生存偏倚。

2. 历史（或回顾性）队列研究（HISTORICAL (OR RETROSPECTIVE) COHORT STUDY）：

对暴露和未暴露人群进行的比较，其中的暴露是通过既往记录或回忆既往事件来确定的，而结局（发生或未发生疾病）却是在研究开始时确定的；当既往暴露信息是从历史数据而非回忆获得时，人们偏好于历史队列这个术语。[17]

3. 前瞻性队列研究（PROSPECTIVE COHORT STUDY）：

一类用于确定事件或健康问题原因的研究；在研究开始时集合人群，并随日历时间同时跟踪受试者，直至疾病发生的时间点，或至研究结束；在研究结束时，在有某因素者和无此因素者之间，比较结局发生率或风险；这类研究允许考虑人-时，以此为发生率估计值的分母。虽然任何随时间推移纵向追踪人们的研究有时被称为队列研究，当它们并非基于人群且不涉及病因学（可能涉及预后）时，更为准确的术语是纵向研究。[17]

冷卡（COLD DECK）

一种利用外部数据源（如既往数据集或不同数据集）来替换缺失数据的方法；它和术语“热卡”插补都来自使用计算机穿孔卡处理数据的年代；如将现有数据用于缺失值，卡片将不被处理，仍然是“冷”的。[66]

合并症（COMORBIDITY）

与某主要疾病同时存在于一个患者的其他疾病，既不是该主要疾病的起因也不是其结果。合并症影响死亡率、健康资源利用、住院和再住院、以及健康相关生存质量(HRQL)或功能状况。[5, 67]

合并症指数（COMORBIDITY INDEX）

通过统计分析加权的指标，用来控制众多合并症对所关注结局的潜在影响。这类指数包括一些简单方法,如计数健康问题的个数,或者一些基于诊断的方法,如 Charlson 所开发的方法。[68]

社区居住（COMMUNITY-DWELLING）

关于居住在社区，而非在某机构的人群的描述。

伙伴支持（COMPANIONSHIP SUPPORT）

社会支持的一种，涉及一个人有没有一些人陪伴其共同参与社交和休闲活动，如旅游和聚会、文化活动（如看电影或去博物馆）或消遣活动（如体育活动或远足）。[69]

比较效果研究（CER）（COMPARATIVE EFFECTIVENESS RESEARCH，CER）

比较预防、诊断、治疗和监测某临床疾病或改善照护等不同方法的利弊的产生与综合证据。在患者报告结局研究的背景下，当采集的信息远超出生存和生物医学检验（通常在各治疗之间相似），而包含患者关注的结局时，患者的体验可以对各方法的比较有决定性贡献。CER 的关键元素是 (a) 有效治疗的头对头比较，(b)研究人群是典型的日常临床服务对象， (c) 着重证据，使治疗能针对患者的特征。CER 可提供关于哪个方法对谁、在什么环境下最有效的证据。[70]

依从性 (COMPLIANCE)

在研究背景下，此术语指研究者和研究对象遵循研究方案诸多要素的程度；一项研究中，对象依从性可以计算一个百分比，某研究措施完成的次数除以可能完成的总机会数。

复合结局 (COMPOSITE OUTCOME)

在健康结局的背景下，用预先规定的算法合并若干结局便形成复合结局；任何人经历上述若干结局之一，或对其有反应，都被视为经历了复合结局或对该复合结局作出了反应。[3, 71, 72]

计算机适应性测试 (CAT) (COMPUTER ADAPTIVE TESTING, CAT)

适应性测试形式。交互式计算机向一个人展示测试条目，接受条目应答并为其评分，基于应答再选择下一个条目，在适当时候终止测试；使用 CAT 能提高效率，因为只需回答较少条目(减少 50% 至 80%) 便可获得与传统测试相同的测量质量；或通过与传统测试相同数量的条目可获得更好的测量质量。[9]也请参见适应性测试(ADAPTIVE TEST)。

计算机辅助访谈 (COMPUTER ASSISTED INTERVIEW)

一种在计算机上展示问题，回应直接录入计算机的数据采集方法。[73]

概念 (CONCEPT)

测量主题的总体定义和定界。[18]

概念图 (CONCEPT MAPPING)

具体、明确的进程，可用于组织思路和向他人演示。通常，概念图的成分包括：(i)概念形成的流程或步骤；(ii)参与过程的人士对概念的观点；和(iii)此概念的最终展示形式。概念图涉及产生概念化的领域，是一组初始对象，如思维、直觉、观点、理论或问题；通过定义或估计这些初始对象之间的关系来构建这些领域；通过语言、图形或数学来表示概念的领域。[74]

概念框架 (CONCEPTUAL FRAMEWORK)

一个表示条目和欲测量的概念之间关系的模型，有反映性模型或形成性模型之分。反映性概念模型是通过条目来反映概念的模型。若概念是条目的结果，即条目形成或促成概念，便是形成性概念模型。例如，焦虑是基于反映性模型的概念，因为焦虑是被担忧思绪、恐慌或不安等相关条目反映出来的；如果焦虑变化了，这些条目也将变化。又如，生活压力是基于形成性模型的概念，因为不同生活体验“导致”生活压力，如果概念变化了，那些体验本身不会变。[18, 43]

概念模型 (CONCEPTUAL MODEL)

在健康结局研究背景下，这是一个概念内不同构成部分如何关联的理论模型。例如 WHO 的 ICF 框架和 Wilson-Cleary 模型。

协调性 (CONCORDANCE)

见一致性(AGREEMENT)。

并行队列 (CONCURRENT COHORT)

见前瞻性队列(PROSPECTIVE COHORT)。

共时效度 (CONCURRENT VALIDITY)

标准效度的一种形式。在同一时间点考虑测量的评分和金标准的评分；通常使用敏感度和特异度来评估。[18]

病症特异性测量 (CONDITION SPECIFIC MEASURES)

与疾病或病痛或健康状况（不被归类为疾病或病痛的状况）相关的结局；例如肥胖、矮小、缺陷、更年期、妊娠。[75]

置信区间 (CONFIDENCE INTERVAL)

估计某参数真值大小的区间。该区间不一定覆盖参数真值，可信的程度称为置信度，该区间称为置信区间。[76]

验证性因子分析（CFA）(CONFIRMATORY FACTOR ANALYSIS, CFA))

一种检验问卷因子结构的假设（根据数据或理论）是否得到实际数据的支持的多元统计方法[18]；结构方程模型(SEM)可用于检验观察变量（条目）和因子之间关系的假设。必须先验地规定一个模型，并使用正规拟合优度检验来确认数据拟合此模型；因子载荷评估观察所得变量衡量潜在结构的程度。[77, 78]

验证性假设（CONFIRMATORY HYPOTHESIS)

一项专门设计且高功效的研究欲检验的假设。它有别于解释性和探索性假设，虽然它们也可使用来自研究的数据进行检验。[79]

混杂（CONFOUNDING)

在特定研究的背景下，它是一个与暴露（或解释变量）和结局变量都关联的变量，但不在暴露和结局之间的因果路径中。在生存质量研究的背景下，假设的贡献因素（解释变量）和生存质量（结局）之间的关联可能被同时独立地影响这两者的变量（如年龄、性别、环境因素）所混杂。如果在研究设计中没有考虑混杂因素，所研究的关联可能出现偏倚。通常有 5 种控制混杂的策略：限定样本无混杂因素、分层分析、匹配、随机化（如可以）和统计校正后分析。[42]

联合分析（CONJOINT ANALYSIS)

通过估计健康或健康照护不同方面相对重要性来引出偏好的一种严格方法。这种技术的前提是，任何健康状态或服务都可通过它的特征（或属性）来描述，且个人重视健康状态或服务的程度取决于这些特征的水平。利用这些特征创建若干逼真的场景，使用以下三种方法之一来引出偏好场景的选择：排序、评分或类别选择。排序方法要求参加者按照偏好对所列场景排序。这种方法目前尚未应用于健康照护。评分法需要被调查者为每一个场景评分，比如从 1 到 5。类别选择法向参加者提供一些选择，并要求选出各自偏好的一个情况。可能的回答方法包括，要求说出偏好A还是B；或在5分尺度上，1表示肯定偏好A，5表示肯定偏好 B。鉴于这些选择更接近真实生活，因此成为健康照护领域最喜欢采用的类别选择法。

试验报告统一标准（CONSORT）

《临床试验报告统一标准》是由CONSORT小组针对随机对照试验(RCT)结果报告不一致问题提出的倡议，是报告RCT 所需的一组最基本建议。这些建议提供了报告试验结果的标准方法，促使完整和透明地报告，有助于它们的严格评价和解读。各大生物医学期刊都要求所发表的文献使用 CONSORT 格式。[81]

构想（CONSTRUCT)

一个无形的理论实体，可被操作化，成为1或多个条目。例如，疼痛、焦虑和其他症状都是构想或概念，可以用多种方式（例如，频率、强度、持续时间、特征）描述。[51]

结构效度（CONSTRUCT VALIDITY)

假定某测度可定量描述所关注的构想或概念；结构效度是该测度的评分与基于此假定的一系列假设（例如，内部关系，与其他测度评分的关系，或有关组之间的差异）相符的程度。[46]

内容（CONTENT)

一个测度(的所有条目)看起来充分反映待测构想或概念的程度。[46]

内容分析（CONTENT ANALYSIS)

各种初步分析手段的统称，涉及对来自文化产品（文本、文件、电视节目等）或事件的资料库作比较、对比和分类。经典内容分析强调对来自研究者开发的各类内容作系统、客观和定量的描述，但当前更现代形式的内容分析包括分析资料的数字和解释方法。[38]

内容效度（CONTENT VALIDITY)

一个量表（例如 HR-PRO 量表）的内容能充分反映被测量概念的程度[46]；量表多大程度包含了欲测内容的相关及重

要方面，内容的产生是否遵循了量表开发的最佳实践（包括与患者进行概念引出和认知访谈）。[55]

背景/背景因素 (CONTEXT/CONTEXTUAL FACTORS)

在确定人群疾病方面发挥作用的分组变量或宏观水平的变量。[82]

照护连续性 (CONTINUITY OF CARE)

连续性是指一系列独立的健康照护事件被体验为连贯、相互关联，并与患者的医疗需求和个人状况相一致的程度。它涉及单一执业者和一名患者之间的关系，超越特定病症或疾病；两个突出的关键因素是一个患者的照护和随着时间持续提供照护。[83]

收敛效度 (CONVERGENT VALIDITY)

结构效度的一种类型，针对所研究的测度如何与相关概念而不是不相关概念（发散效度）关联的特定假设进行测试。[18]

角落状态 (CORNER-STATE)

在健康状态评价的背景下，角落状态是一种多维健康状态：一个条目处于最差水平而其他所有条目处于最佳水平。[84]

相关系数 (CORRELATION COEFFICIENT)

是量化两个变量之间线性关系强度的指标。相关系数的取值范围为-1 到+1，0 表示无线性关系，1 表示完全线性相关。必须注意的是，当使用相关系数来估计评价者间信度时，若一名评价者对某人群样本的评价结果一致地低于另外一名评价者，显示不一致，但这两名评价者之间的相关系数可以极高，接近 1.0。

相关系数存在不同类型，取决于待关联变量的本质和分布。[2, 5] 选择使用何种相关系数时的第一个考虑是，这些数据来自“完全精确、正态、实数”(perfectly precise, normally distributed, real numbers, PPNDRN)的分布，还是来自原本有 2 个或更多特定取值的离散变量。第二个考虑是，PPNDRN 变量是作为连续变量处理，还是被分为 2 个或更多类别。[85, 86] 下表显示了变量类型和相关系数之间的匹配情况。

	变量 B				
	PPNDRN			**离散（名义）**	
变量 A **PPNDRD**	连续	2 类	≥3 类	2 个值	≥3 个值
连续	Pearson 相关（如为等级，Spearman 相关）	二系列相关	多系列相关	点 - 二系列相关	点 - 多系列相关
2 类		四项相关	等级 - 二系列相关	Phi	Kendall’s W
≥3 类			多项相关	Kendall’s Tau	Kendall’s W
离散（名义）					
2 个值				Phi	Kendall’s W
≥3 个值					Kendall’s W

1. PEARSON 乘积矩相关：计算连续性 PPNDRN 变量间相关系数的最常用方法。

2. SPEARMAN 相关：是两个变量间的简单 Pearson 乘积矩相关系数，其中变量值排了秩次，且秩相关。

3. 二系列相关(BISERIAL)：两个变量都是 PPNDRN 变量；一个保留其连续性，另一个被分为 2 类。二系列相关被用来描述生存质量测度（连续）与认知能力（本质上是连续的，但记录为受损或未受损）之间的相关性。

4. 多系列相关(POLYSERIAL)：二系列相关的扩展，一个变量保留其连续性，另一个被分为 3 个或更多类别。

5. 四项相关(TETRACHORIC)：两个 PPNDRN 变量都被分为 2 类。例如，当两个生存质量变量各分为最优和非最优时，用来计算他们的相关性。

6. 多项相关(POLYCHORIC)：是四项相关的扩展，但针对两个被分为 3 个或更多类别的 PPNDRN 变量。例如，健康意识与认知能力的相关性，两者原本都是连续变量，健康意识分为极好、较好、好、一般和差（简称 EVGGFP），认知能力分为 3 个水平。两个 Likert 量表测量的变量之间的相关是另一个使用多项相关的示例。其基本假定是：有序评分是将某个正态分布的连续变量的范围分割为若干类别而产生的；所关注的是 2 个未观察的连续变量之间的相关性。这种类型相关已被用于描述两位评价者在有序变量评分方面的一致性。它可推广为多于两名评价者的潜在特征模型，用于检验所有评价者是否有相同潜在特征定义，同时检验所有评价者的阈值是否相当。目前，在以 Rasch 分析评估有序计分量表的性质中，它得到了广泛的应用。

7. 秩次-二系列(RANK BISERIAL)：当考察一个有 3 个或更多等级的有序变量与 1 个 2 分类变量的相关性时使用。

8. 点-二系列(POINT BISERIAL)：当一个变量为 PPNDRN 变量且保持连续性，另一个变量为自然离散且只有两个取值时使用。生存质量和性别的相关性就是示例。

9. 点-多系列(POINT POLYSERIAL)：是点-二系列相关的扩展，一个变量为 PPNDRN 变量且保持连续性，另一个变量为自然离散且有 3 个或更多个水平，跌倒可能就是一个示例。

10. Kendall’s Tau：当一个变量表示两个离散（名义）组，考虑与另一个有序或等级变量相关时使用。

11. Kendall’s W：Kendall’s Tau 的扩展，当一个变量表示 3个或更多离散（名义）组，另一个变量为有序或等级变量时使用。

12. PHI：两个只有 2 个类别或取值的离散变量之间的相关性，例如，老年体弱人群是否生活在长期护理环境中和死亡与否之间的相关性。

成本-获益分析 (COST-BENEFIT ANALYSIS)

成本-获益分析(CBA)是一项经济学评估，以相同单位表示一个项目的成本和结果，通常为金钱。使用 CBA 比较服务不同患者群组的项目之间的成本和获益，称为配置效率。即使某些资源或获益项目不能以货币形式测量，它们也不应被排除在此分析之外。[30]

成本-效果分析 (COST-EFFECTIVENESS ANALYSIS)

成本-效果分析(CEA)是一种全面经济学评估形式，考察健康项目或治疗的成本和效果。CEA 中使用的效果测度的例子：无事件天数、获得的寿命年和所关注结局的下降百分比等。[87]

成本最小化 (COST-MINIMIZATION)

成本最小化分析(CMA)是一项经济学评估，其中，参与竞争的不同干预的结果是相同的，只考虑成本的投入。其目的是确定达到相同结局的最经济方式。[30]

成本效用分析 (COST UTILITY ANALYSIS)

经济学评估的一种形式，其中，干预产生的结果称为“效用”，用生存的数量和质量来衡量，既包括生命长度也包括主观安康水平的测量。已知的最佳效用指标是“质量调整寿命年 QALY”；以单位 QALY 的成本来比较参与竞争的不同干预。[30] 请参见质量调整寿命年(QUALITY ADJUSTED LIFE YEARS, QALYs)。

COX 比例风险模型 (COX’S PROPORTIONAL HAZARD MODEL)

研究生存数据或某结局发生时间的一种回归分析方法。其中，有一个重要概念风险率，它近似地等于特定时刻 t, 一个健康人在此后一瞬间内发生结局事件的概率除以瞬间的长度，是时刻 t 的函数。COX 比例风险模型假定风险率之比不随时间变化，其对数与协变量的线性组合成正比。[5]

标准效度 (CRITERION VALIDITY)

量表得分充分反映某“金标准”的程度。[46]

克朗巴哈 α (CRONBACH’S ALPHA)

克朗巴哈 α，也称为 α 系数，是对一组条目内部一致性的度量指标。内部一致性是信度的一种形式，和经典测试理论中其他信度指标一样，克朗巴哈 α 可定义为某测度的真实变异（因潜在结构导致的变异）与总变异（真实变异加误差）之比的估计值。当诸多条目之间高度相关时，便认为这些条目集合能够有力地反映欲测的潜在结构。克朗巴哈 α 的一个常用公式基于平均条目间相关（记为 ra）和量表条目数 k：α = kra/[1+ (k-1)ra]。 度量二分类条目量表内部一致性的 Kuder-Richardson 公式 20 (KR-20) 在计算上等价于克朗巴哈 α。克朗巴哈 α 的数值应高于 0.7，但低于 0.9。[77, 88]

跨文化效度 (CROSS-CULTURAL VALIDITY)

翻译或经文化调适的指标，其众多条目的表现充分反映该指标原版条目表现的程度。[46]

交叉设计 (CROSS-OVER DESIGN)

随机分配研究对象接受治疗“A”或治疗“B”，在观察一段时间后，将他们转换到另一种治疗。[17]

横断面研究 (CROSS SECTIONAL STUDY)

一类在一定的时间点，同时确定每一位研究对象的暴露和结局，提供一个人群在该时间点的快照的研究；这种研究有助于估计某个结局的存在率，以及暴露和结局的关联，但不能用于推断因果关系。[17]

交叉验证 (CROSS-VALIDATION)

见内部交叉验证(INTERNAL CROSS VALIDATION)。

粗一致性 (CRUDE AGREEMENT)

关于一个对象该如何归类，多次评定完全一致的程度。[16]

文化调适 (CULTURAL ADAPTATION)

一种在翻译过程中调适量表内容，以改善其内容与目标文化的文化相关性的过程。例如，一些活动（如高尔夫或冰壶）并非在所有文化中都普遍，因此这些活动将以和目标语言文化相当的内容来替代，以显示相似的活动水平。[26, 89]

文化效度 (CULTURAL VALIDITY)

翻译或文化调适的患者报告结局量表的条目充分反映原版量表条目性能的程度。在健康评估背景下，翻译的词语可能并不反映目标语言或文化中的含义。某些措辞或概念在目标文化中可能不存在或不恰当。[18]

D

数据 (DATA)

指研究者收集的任何有组织的信息；“data”是数据的复数形式，其单数形式为“datum”，但用法却全然不同。数据常被认为是可统计或定量的，但它们也可能有很多其他形式-如社交互动中的访谈记录或影像材料。非定量数据（如文字或影像材料）常被编码或翻译成数字，以便于分析。[90]

数据饱和 (DATA SATURATION)

定性研究中，采集数据直至再也得不到新的信息为止；以此作为判断该研究数据是否足够的一个标准。[91]

任务报告 (DEBRIEFING)

完成一项任务或体验后，仔细回顾的过程。[92]

决策辅助 (DECISION AIDS)

为帮助人们从有关受试者健康状况的若干选项中作出特定、审慎的决策而设计的，通过提供这些选项和结局的（少量）信息来实施的一些干预手段。其他策略可包括关于疾病或病症的信息、根据某人健康风险因素而计算出各种结局的概率、明确的价值观-澄清练习、其他人意见的信息、以及指导决策和与他人沟通的步骤等。可以使用不同媒介来实施决策辅助，例如，决策委员会、交互式视盘、个人计算机、录音带、音频引导工作薄、宣传册和小组演讲。被决策辅助定义排除的有：被动知情同意资料、未与特定决策接轨的教育干预、或旨在提高某个推荐选项的依从性，而非基于个人价值观选择的干预。[93] 由于有不确定结局或风险-获益因人而异时，医疗抉择将变得复杂化，此时就需要辅助决策了。针对这些困难决策的实践指南建议，患者应了解选项可能的结果；考虑他们在获益-风险方面的个人价值观；与他们的医生一起作有关治疗的决策。决策辅助可作为共同决策的工具，和咨询医生的辅助手段。[94]

决策分析 (DECISION ANALYSIS)

使用确切的定量方法来量化预后、治疗效果和患者价值观，以在不确定的情形下分析决策。[76]

决策相关遗憾 (DECISION-RELATED REGRET)

与考虑过去或未来的选择有关的负面情绪。思维成分通常的形式是希望事情是另一种样子，把已发生或将发生的和较好的情形作比较——“反事实思想”。对于决策前（预期）遗憾，思维涉及对不同选择项可能导致不同结果的心理模拟。[95] 决策遗憾（也称为决策冲突）是一个可以测量的概念 [96]；一些决策辅助工具的开发，就是为了帮助人们进行治疗决策，避免决策遗憾。见决策辅助（DECISION AIDS）。

德尔菲法 (DELPHI METHOD)

一种构建共识的方法，起初由兰德公司在 20 世纪 50 年代开发，用于预测技术对于战争的影响。这种方法需要一组专家匿名回答问卷，随之用统计描述“小组应答”的形式作反馈，然后重复此过程。目标是缩小应答差异的范围，达到较接近专家共识。德尔菲法已被广泛采纳，时至今日也仍在使用。[97-100]

条目功能差异(DIF) (DIFFERENTIAL ITEM FUNCTIONING, DIF)

测试条目可致使这些条目对不同人群有不同的功能的一个特征，例如，根据种族或社会经济状况定义不同组群，对于潜在变量数值相同的个体，具有功能差异的条目会因组群不同而有不同的反应概率。[90]

直接成本 (DIRECT COSTS)

一个项目直接消耗的资源。直接健康照护成本包括检测、药物、耗材、健康照护人员和医疗设施的成本。[87]

伤残 (DISABILITY)

包括损伤、活动受限或参与局限的一个涵盖性术语；功能的消极方面。这一术语来自 WHO 的 ICF 框架。[7]

伤残调整寿命年（DALY）（DISABILITY ADJUSTED LIFE YEARS, DALY）

针对特定人群疾病负担和干预有效性的一个度量。根据官方统计数据估计的、调整长期伤残后的期望寿命。DALYs的计算方法是“伤残权重”（一个低于1的百分比）乘以实际年龄，以此反映患者的伤残负担。DALY给非伤残者的权重高于给伤残者的权重，给中年人的权重高于给年轻人或老年人的权重。[65]

伤残悖论（DISABILITY PARADOX）

有严重伤残或活动受限的个体报告有良好的生存质量，即使事实上那些没有伤残或受限者认为他们生存质量不佳。人们建议用反应转移这个概念来解释“报告生存质量”和“预期生存质量”之间的“矛盾和违反直觉 ”差异的机理。然而，也有部分学者争辩道：仅仅在假定严重疾病或伤残者生存质量不佳是由于他们的疾病或伤残所致的情况下，在伤残者中观察到生存质量高才是“矛盾和违反直觉”的，这是无伤残者的误解和成见性的消极态度。伤残悖论的意义是，试图用反应转移来解释“违反直觉的差异”，可能需要更为谨慎和独立地定性为测量问题。[101-103]

不一致（DISCORDANT）

双生子研究中使用的术语，用于描述一对双生子，其中一名显示某种特征，另一名则没有；还用于配对病例对照研究，用于描述对所研究风险因素有着不同暴露的一对成员。只有不一致的对子才能揭示暴露和疾病的相关性。[65]

离散选择实验（DISCRETE CHOICE EXPERIMENT, DCE）

基于选择的联合分析，让患者在候选的配对场景（例如，有严重遗尿问题的 12 年期望寿命和有偶尔遗尿问题的 8 年期望寿命）之间作选择，以获知患者对于健康状态或健康照护场景的偏好。与其他引出价值观的方法，如标准博弈法(standard gamble,SG)或时间权衡法(time-trade-off,TTO)相比，DCE 的主要优点是它能够同时评估多种属性，而不单纯是一个属性和生存之间的二择一。[104]

区分效度（DISCRIMINANT VALIDITY）

结构效度的一种类型，针对所研究的量度如何与不相关的结构而不是相关的结构相关（收敛效度）来检验特定假设。[18]

疾病预防 (DISEASE PREVENTION)

卫生部门对被认为存在明确风险因素的个体或人群所采取的行动，通常与不同风险行为相关。[105]

疾病特异性量表 (DISEASE-SPECIFIC MEASURE)

专用于某诊断或疾病的健康状况量表。人们认为，特异性疾病量表对于变化的响应能力高于普适性量表。[106] 疾病特异性量表常被错误地与“病症特异性量表”互换使用。见病症特异性测量(CONDITION SPECIFIC MEASURES)。

拆解性研究 (DISMANTLING STUDY)

一种可理顺有效干预的不同成分来确定哪个成分/要素是此效应或结局的原因的多成分设计或分析。[107]

传播 (DISSEMINATION)

是一个为了促进研究在决策和实践中被采纳的计划过程，涉及考虑目标听众和研究结果被接受的环境设置，以及适合与广泛的政策及健康服务的听众沟通和互动场合。它包含识别适宜的听众，和根据听众定制信息和媒介。传播活动可包括总结、向利益相关者汇报、培训公众、患者、医生和/或政策制定者、让知识用户参与开发和执行传播或实施计划、工具创建和媒体参与。它是从研究到实践或知识转化连续体的关键元素。[108, 109]

基于分布方法 (DISTRIBUTION-BASED METHOD)

在识别变化的情况下，此方法依赖于特定研究中评分的统计分布。这些可包括对测量值标准差和/或标准误的依赖。[110] 参见变化(CHANGE)。

发散效度 (DIVERGENT VALIDITY)

见区分效度(DISCRIMINANT VALIDITY)。

多样性 (DIVERSITY)

广泛的人群特征；年龄差异、种族、性别、体能、性取向、宗教和语言。甚至它还包括背景、职业经历、技能与专长、价值观与文化以及社会阶级。[12]

领域 (DOMAIN)

在测量的背景下，它是概念定义的一部分；在实践层面，若干个领域代表若干个子量表，其评分来自于与该领域有关的条目组。ICF 将领域定义为一组实践性、有意义的条目，关于生理功能或解剖结构或活动或任务或生活区域。在 ICF 的活动和参与分类下，列出的 9 个领域包括：学习和运用知识、一般任务和需求、沟通、活动、自理、家庭生活、人际交往和关系、主要生活区域、社区、社会和公民生活。[7]

药物安全和品质 (DRUG SAFETY AND QUALITY)

药物的安全、有效、适当和高效使用，包括药物使用系统 5 个成分或子系统的品质：通过药房选择和获得药物，为患者开处方和选择药物，配药和发药，用药，以及监测患者的效果。不包括关于药物本身、产品纯度或完整性的已知风险。[70]

二分体 (DYAD)

两个维持着社会学意义关系的个体。在生存质量研究背景下，当“一对”中一名成员必须扮演重要的照护或支持角色时，作为一个整体，这“一对”会同时被很多健康状况影响，导致生存质量和安康的很多方面彼此影响。这些领域的研究需要考虑这种二元现象，以充分理解它们的影响。[92, 111]

功能障碍 (DYSFUNCTION)

身体结构的功能受损或异常；组内异常或不健康的人际交往或组内互动。[7]

E

电子健康 (E-HEALTH)

电子健康是通过电子手段传送健康资源和健康照护。它包括 3 个主要领域：(1)通过网络和电信为健康从业者和健康消费者传输健康信息；(2)利用信息技术(IT)和电子商务的力量改善公共卫生服务，例如健康工作者的教育和培训；和(3)在健康系统的管理中使用电子商务和电子政务的做法。[34]

生态学谬论 (ECOLOGICAL FALLACY)

观察到变量综合水平间的相关性不一定代表变量个体水平间存在相关性，无视这一点而引起的偏倚称为生态学谬论。这种类型偏倚可出现在健康结局研究中，例如，若将健康意识或生存质量的综合数据（可能通过群体水平调查获得）与另一个综合变量相关联，诸如水果和蔬菜消费、日照小时数或水的质量等，进而提示因果关系。谬误在于，关于生存质量的个体数据与水果蔬菜消费或水质量的个体数据统计关联时，这种关系并不成立。[65, 112]

生态公共卫生 (ECOLOGICAL PUBLIC HEALTH)

为应对新出现全球环境恶化（如臭氧层破坏、水和空气污染以及全球变暖）导致的健康问题的本质变化而形成的一个概念。此概念强调实现健康和可持续发展的共同基础，关注健康的经济和环境决定因素，以及将经济投资引向产生最佳大众健康结局、在健康和资源可持续利用方面高度平等的方法。[105]

生态效度 (ECOLOGICAL VALIDITY)

在控制实验条件下获得的测试或测量的结果与在真实世界环境中所获得结果相关联的程度。在健康结局测量中，有若干示例，如神经心理检测，行走或灵巧性任务的能力检测。人们采用两种方法来评估量表的生态效度：逼真和真实。逼真是测试的要求（例如，认知或运动）理论上类似于日常环境要求的程度，并通常要求开发更贴近模拟真实世界能力的新评估方法。真实指的是现有测试与日常功能测量在实践上相关的程度，它意味着测试和真实世界功能之间的统计关系。具有生态效度的测试能较好地预测某人在日常生活中的功能，而不仅仅是诊断损伤或测量严重程度。[113, 114]

效应指标 (EFFECT INDICATOR)

见原因指标(CAUSAL INDICATOR)。

效应修正 (EFFECT MODIFICATION)

在另一个变量的不同水平，效应测量值不同，是一种疾病的两个原因（效应）之间关系的固有特征。这种关系不由任何研究的细节控制；它是一种不可改变的实质。[42]

效应量 (EFFECT SIZE)

统计学上度量所研究关系大小的一个通用术语。效应量有很多估计量（公式），取决于所研究的关系。例如，当比较两个组（一个治疗组和一个对照组），在连续尺度上测量结局（健康相关生存质量的数值）时，Cohen 效应量是组间差异/基线的标准差。Cohen 效应量可分类为不重要(<0.2)、小(0.2-0.5)、中(0.5-0.8)、大（>0.8）。在相关性研究中，效应量反映两个变量间线性关系的强度；0.1-0.3 时，认为关系弱；0.3-0.5 时为中；>0.5 时为强，但被解释方差的百分比(r2)并不大，除非 r>0.8。对于二分类结局研究，效应量采用优势比(OR)或相对危险度(RR)。效应量是参数，被视为比统计概率更有意义。在 meta 分析中，人们常将效应量作跨研究汇总。[115-117]

有效性 (EFFECTIVENESS)

特定干预应用于通常环境的现场时，对于规定人群实现预期目的程度。它不同于效力和效率。[5]

效力 (EFFICACY)

在理想环境下，一种干预带来的获益超过伤害的程度。[5]

效率 (EFFICIENCY)

提供具有已知效力和有效性的特定干预所需资源最小化的程度。[5]

情感支持 (EMOTIONAL SUPPORT)

在一个人遇到问题时有一个或多个人能够同情地倾听，并能够提供关怀和认同。[69]

情感活力 (EMOTIONAL VITALITY)

积极能量的意识，调节行为和情感的能力，和参与生活的感受；该术语曾被用于描述患有慢性疾病或损伤的个体调整生活的情感反应，被认为对慢性病或残疾生活压力起重要缓冲器作用，可使一些人在恢复与适应过程中强大起来，情感上具有活力。它至少包括 5 个领域：(1)身体好，有精力；(2)情绪管控；(3)通达；(4)参与有意义的角色和活动；(5)被支持感。在积极心理学的背景下，常使用弹性这个术语，但在康复背景下，希望使用一个与身体活力相平行的概念来强调需注意“隐性残疾”或管控功能丧失的情感方面。[118, 119]

情绪安康 (EMOTIONAL WELL-BEING)

总体安康的一个方面，有时称为心理安康；其他成分包括身体、功能和社会安康。[120, 121] 参见安康(WELL-BEING)。

赋权 (EMPOWERMENT)

社会、文化、心理或政治过程，个体或社会团体借此能够表达他们的诉求、提出他们的关注、设计参与决策的策略，以及实现政治、社会与文化行动来满足诉求。通过赋权过程，人们看到，他们的生活目标与如何实现之间的密切关联，以及他们的努力与生活结局之间的关系。[105]

末端厌恶偏倚 (END-AVERSION BIAS)

指一些人不愿意使用量表的极端选项，通常与他们难以做出绝对判断有关[4]；也被称为趋中偏倚，尤其是视觉模拟量表的特点。[4, 122]

终点 (ENDPOINT)

在评估一项干预的背景下，它是结局，据以判断效力或有效性；在干预性试验中，有主要终点、关键次要终点和解释性终点之分。[55]

环境因素（ENVIRONMENTAL FACTOR）

在健康背景下，构成人们居住和实施活动所处环境的物质、社会和态度等因素。[7]

流行病学（EPIDEMIOLOGY）

一门重要学科，研究特定人群健康状态或事件的分布和决定因素，及其研究在控制健康问题中的应用。[65]

公平（EQUITY）

在社会、经济、人口学或地理学定义的若干人群或群组间没有可避免的或可补救的差异；因此，健康不公平不仅涉及不平等——无论是在健康决定因素或结局方面，还是在获取改进和维持健康所需资源方面——还涉及不能避免和克服侵犯人权标准等方面的不公平。[34]

健康公平（EQUITY IN HEALTH）

有关安康生活的一个假定，即人们的需求引导机会的分布；这意味着，所有人有相同的机会，通过公平公正的机会获取健康资源来发展和维持他们的健康。[105]

知识的伦理学合理应用（ETHICALLY SOUND APPLICATION OF KNOWLEDGE）

旨在改善健康的伦理学合理的知识转化活动，是指那些符合伦理学原则和规范、社会价值观，以及法律和其他监管框架的活动；同时牢记原则、价值观和法律可以在任何给定时间点彼此竞争。术语“应用”意指知识付诸于实践的迭代过程。

种族（ETHNICITY）

基于生来属于某个独特文化群组的文化和历史的认同感。[12]

民族志 (ETHNOGRAPHY)

一种描述和解读文化行为的过程和产物的定性调查；在这种背景下，以参与者观察形式进行的现场工作是了解一个文化的过程，其产物是刻画文化的书面文本，文化本身并不可见或是无形的，但是通过民族志的写作把它构建起来。它是一种以现象学导向的描述日常生活体验的方法，因为它被内化在个体的主观意识中，不间断地尝试将特定遭遇、事件和理解放到一个更完整更有意义的内容中。[38, 91]

自我实现 (EUDAIMONIA)

安康的一部分，包括生活目标感、个人成长、与他人积极关系、环境掌控、自我认同和自主等方面。[123]

评估 (EVALUATION)

应用系统方法定期、客观地评估一些计划实现预期结果的有效性、结果的影响（意料的和非意料的）、继续的理由、或改用别的更具性价比的实现预期结果的方法。[124]

证据 (EVIDENCE)

见证据分级(HIERARCHY OF EVIDENCE)。

循证 (EVIDENCE-BASED)

基于系统评价的临床研究结果。[52]

循证医学 (EVIDENCE-BASED MEDICINE)

有意识地、明确地、审慎地利用现有最好的研究证据制定关于个体病人的诊治方案。[76, 125]

循证实践 (EVIDENCE-BASED PRACTICE)

整合 (a) 临床专长、(b) 当前最佳证据、(c)客户价值观，以提供反映所服务个体的利益、价值观、需求和选择的高质量服务。[76]

恶化 (EXACERBATIONS)

标志患者状态较此前发生了令人担忧的变化的一些临床事件。对于以周期性功能异常为特征的疾病，如哮喘、COPD、多发性硬化和类风湿性关节炎，恶化越来越被公认是临床试验中需要测量的一些重要结局。[126]它们可用年化复发率来定量。

运动 (EXERCISE)

旨在改善或维持身体健康的所有有计划、结构化、重复的和有目的的身体活动。

运动能力 (EXERCISE CAPACITY)

运动能力是一个人可支持的最大体力消耗。运动能力的准确评估需要足够地延长最大消耗时间，以达到对循环系统的稳定（或稳态）作用。作为测量运动能力的金标准，分级运动测试测量的是完成规定动作所需的氧气量。代表运动能力的最佳参数是峰值耗氧量(VO2 peak)，因为大部分未经培训的受试者从未达到最大耗氧量(VO2 max)。对于心血管疾病，运动能力在男性中是比其他既定风险因素更有力的死亡预测指标。它还是所有运动干预的目标，无论是否明确地测量。[129-131]

生存危难或痛苦 (EXISTENTIAL DISTRESS OR SUFFERING)

在姑息治疗背景下，患者产生有关当前生活无意义、过去生活无意义、失去社会角色功能、感觉情感不重要、依赖、害怕成为他人负担、失去希望、迫在眉睫分离带来的悲哀、“为何是我”之类的问题、负罪感、未完成的工作、死后生活和信念等的担忧。[132, 133]

解释性假设 (EXPLANATORY HYPOTHESIS)

在研究一项干预的效力或有效性的背景下，采集某些数据来揭示（解释）达到结局的潜在过程。纳入和检验这些解释性假设并不会影响该研究检验主效应（确证假设）的功效。[134]

探索性因子分析 (EXPLORATORY FACTOR ANALYSIS, EFA)

将彼此高度相关但同时与其他变量相对不相关的变量组合在一起的一种统计方法；这些组合可作为潜在因子结构的证据。Spearman 首先使用 EFA 探索智力的各方面，[135]如今它被广泛用作结构效度的一种形式，如果一个量表包含若干不同领域，它就能基于条目-条目间的相关系数创建一些条目群；如果能生成那些预期的因子，这就为结构效度贡献了证据。EFA 是探索数据结构的一种方法，但它也因可能有很多极为不同的因子分解，而且这些因子可能难以解释和/或在各家研究之间并不一致而受到批评。[40]

探索性假设 (EXPLORATORY HYPOTHESIS)

在研究一个干预的效力或有效性的背景下，采集某些数据来揭示该干预对主要结局以外的其他“侧枝”或“下游”结局的影响。纳入和检验这些探索性假设并不影响检验主效应（确证性假设）的功效。[134]

外部效度 (EXTERNAL VALIDITY)

见普遍性(GENERALIZABILITY)。

外倾性 (EXTRAVERSION)

拥有相对积极世界观和经历较积极情感的倾向方面的个体差异。外向的人通常被描述为大胆、自信、精力充沛和健谈。已证实外倾性能可靠地预测酒精消耗、受欢迎、参加聚会、约会多样性和运动。[136, 137]

F

表面效度（FACE VALIDITY）

量表（的条目）实际看起来能够充分反映待测量概念的程度。[46]

因子分析（FACTOR ANALYSIS）

一套用于分析若干变量间的相关性，以估计所观测数据背后基本的维度数，并描述和测量这些维度的统计方法。经常用于开发量表和问卷的评分系统。[65]

因子载荷（FACTOR LOADINGS）

在结构方程模型中，因子载荷是用潜变量和观测变量之间的关联来定义的。它们是观测变量对潜因子的非标准化回归系数，相当于斜率；在标准化解中，因子载荷可解释为观测变量和潜变量之间的相关系数。在反应转移的识别中，因子载荷模式的变化提示要重新概念化。因子载荷幅度的变化意味着因子的重要性需重新排序。[50, 115]

家庭照护者（FAMILY CAREGIVERS）

患病者最亲近个人圈子中的部分个体，患者依赖他们的支持和照护。[138]

疲劳（FATIGUE）

一种以难以开始或维持一些自发活动为特点，不同于俗话所说的疲倦的临床相关症状[139]。疲劳感知和易疲劳性表现是疲劳的两个成分，它们有不同的原因、表现和对生活的影响[140]。在分类学上，还没有一致同意的疲劳分类。在文献中，下列术语应用于疲劳，虽然并不一致。疲劳的复杂性对测量构成挑战。也请参见症状（SYMPTOM）。

1 生理疲劳（PHYSIOLOGICAL FATIGUE）（易疲劳性,FATIGABILITY）：是运动输出的正常结果，当运动持续到肌肉糖原耗尽时发生。常通过肌肉生理或表现测试来测量[128, 139]。生理疲劳只是影响自发活动（工作输出）开始或维持的一个成份，它也受认知和感觉因素、主观努力感知、动机和激励的影响，还受内稳态（内分泌和自主）因素以及外部环境（例如温度）的影响。[139]

2 病理性疲劳(PATHOLOGICAL FATIGUE)：可能通过一个或多个调节工作输出的变量的变化而引发的一种被放大了的正常（生理）疲劳感。在存在疾病的情况下，可能因内部输入（动机和边缘系统）的水平与投入任务或活动的主观努力感知水平脱节而发生疲劳。当失去兴趣和动力时，如抑郁，疲劳的主观感觉主要因内部输入下降而发生。[139]

3 外周疲劳(PERIPHERAL FATIGUE)：指因肌肉和神经肌肉接头疾病导致的肌肉易疲劳性；常通过休息恢复或部分恢复。[128, 139]

4 中枢疲劳(CENTRAL FATIGUE)：通常与疲劳感知同义，它是一种不能通过休息改善的恒定疲惫感。中枢疲劳通过与觉醒和暂存、网状和边缘系统和基底节相关的大脑通路调节。在引发身体疲劳感知和心理疲劳感知的生理和心理刺激下，这些通路的病变可导致疲劳严重程度的恶化和波动。中枢疲劳异常的机制在于葡萄糖代谢和大脑血流变化。[139]

5 心理疲劳(MENTAL FATIGUE)：是中枢疲劳的认知成分，以不能保持专注和耐受心理任务为特征。通过随时间推移（通常数个小时）的认知处理测试来测量认知表现的恶化，从而评估心理疲劳。[139]

6 癌症相关疲劳(CANCER RELATED FATIGUE)：是在癌症或癌症治疗时发生的不寻常的持续性疲倦；被描述为压倒性的，影响日常生活，及不一定能通过休息缓解。[11]

7 慢性疲劳(CHRONIC FATIGUE)：慢性疲劳不是一个临床实体。除非在慢性疲劳综合征的背景下，它被定义为一种致残性的疲劳，有一组症状，必须持续或复发6个月或以上，且影响日常生活。除了疲劳，被诊断为该综合征的还必须报告以下症状中的至少4种：记忆和/或专注力受损、咽喉痛、颈部和/或腋窝淋巴结压痛、肌肉疼痛、多关节疼痛、新发头痛、睡不深和劳累后不适。[141-143]

8 多发性硬化疲劳(MULTIPLE SCLEROSIS FATIGUE)：一种对于身体持续功能而言频发的严重障碍，通常突发而恢复缓慢；因热和/或潮湿引发或加重，导致一种持续或慢性状态，不总是与其他多发性硬化症状相关。[144]

可行性 (FEASIBILITY)

在研究或临床照护的背景下，研究参与者或患者是否能够做某件事的问题。[18]

保真度 (FIDELITY)

坚持处方的治疗详情和坚持能力或技能标准。在生存质量研究的背景下，很多直接针对生存质量的干预难以一致地运用，甚至在研究条件下也是如此，可能因医生、地点和时间而变化。在这种情况下，测量保真度是确定偏倚和/或变异的重要方法。[145, 146]

健身 (FITNESS)

见运动能力(EXERCISE CAPACITY)。

人格五因素模型 (FIVE FACTOR MODEL OF PERSONALITY)

所有个体人格特征分类的基本维度：外倾性、宜人性、认真性、神经质和经验开放性。现已证实，这 5 个因素在量表和观察者中具有聚合和区分效度，且已在成人中经受了数十年的考验；关于五因素的共识经历了 20 年跨学科、文化、国家和研究者的研究。[147, 148]

地板效应和天花板效应 (FLOOR AND CEILING EFFECTS)

当人群中大部分人的评分处于量表下界或上界时，就发生了地板效应或天花板效应。条目对于待测试样本太容易或太难时，出现这类情形。这些效应可能影响检测变化的能力，但地板和天花板效应的重要性取决于这些群组的变化是否值得关注。例如，身体能力测试对于很多有健康问题的人而言可能过难，绝大部分人的得分极低。如果没有兴趣进一步检测运动能力的恶化，地板效应可能就不重要。然而，因为条目太容易而存在天花板效应的量表（很多 ADL 测量有此特征），将有一大部分人的得分取最高值。即使人们得到改善，也检测不到进一步的阳性变化。[2] 这就是构建日常工具性活动的概念的原因之一，为的是反映不严重残疾者遇到的问题，他们在社区自由生活，除基本的 ADL 之外，还需要购物、做饭和理财。[149]

心流 (FLOW)

高度专注和沉浸于一些活动（如艺术、游戏和工作）的状态，这是人们最快乐的一种状态；当任务的挑战和实施者技能达到平衡时，最能达到心流；技能水平和挑战都高时达到的最佳匹配有时候被称作“身处化境”。[150]

焦点小组 (FOCUS GROUP)

焦点小组是一种小组访谈形式，它利用研究参与者之间的交流来产生数据；互动被明确列为此方法的一部分。[151]

强迫选择 (FORCED-CHOICE)

避免回答“是/对”的方法。让被调查者在两个选择间进行选择，而不是在一个选择列表上回答同意或不同意。[152]

格式化结构 (FORMATIVE CONSTRUCT)

见概念模型(CONCEPTUAL MODEL)。

正译 (FORWARD TRANSLATION)

将一个量表从开发时的原始语言（源语言）翻译成另一种语言（目标语言）的过程。这是确保有效翻译的若干步骤之一。翻译要直译和调适相结合。将每个词语和句子从一种语言直译为另一种语言，并根据表达习惯、文化背景和生活方式进行调适。结构相似的语言，如欧洲语言，在翻译过程中需要的调适较少；但从欧洲语言翻译成阿拉伯或亚洲语言，则需要较多调适。翻译过程是严格的，需要至少两名独立翻译者，甚至一个翻译团队更好。固然需要具有良好资质的翻译者来承担翻译，但受教育程度高的个体未必在文化方面代表目标人群；翻译者最好翻译成他们的母语。有一些翻译者应该了解目的和概念，可靠地表达所翻译材料；但另一些翻译者则必须不了解这些，他们能够为翻译提供不同的见解。[26] 也请参见翻译能力评估(TRANSLATABILITY ASSESSMENT)、回译(BACK TRANSLATION)、文化调适(CULTURAL ADAPTATION)。脆弱(FRAILTY)

一个健康相关特征，它与年龄增长伴随的伤残、疾病联系在一起；脆弱是健康问题导致的结果，击垮老年人生理、心理和社交贮备，使他们易功能减退。[153, 154]

参考标准 (FRAME OF REFERENCE)

一个人用来锚定对有关健康或生存质量问题的回应，所参考的一系列来自身体、精神或环境背景的经验。例如，过去的状态、他人的状态、以及期望。随着时间的推移，锚定回应的参考标准可能变化，这变化是导致反应转移的一个因素。[24]

功能 (FUNCTION)

伞式术语，涵盖所有身体功能、活动和参与；伤残的积极方面；出自 WHO 的 ICF 框架。[7]

G

伽马 (GAMMA)

伽马系数是衡量两个有序变量之间关系的指标，并不要求正态分布为前提条件，而且受离群值影响较小；被用于评估两个类别较少并有许多相持的有序分类变量之间的一致程度。[155]

性别 (GENDER)

归于男性和女性社会分类的文化含义。[156]

性别认同 (GENDER IDENTITY)

依据文化上典型的或理想的男性或女性，男性和女性的自我界定；一个人与男性和女性社会类别的心理关系。[156]

性别视角 (GENDER PERSPECTIVE)

将男性和女性在社会中各自的角色和贡献纳入考虑后的，一种看待情况和问题的方式。[156]

性别角色 (GENDER ROLES)

在不同基础上，社会赋予两种性别一系列的角色和关系、人格特质和态度、行为、价值、相对能力以及影响。这些角色通过男性和女性在其社会背景下的相互关系和在该社会中的作用来表现；性别角色是社会规定的适合于每种性别的行为、权利和义务模式。性别角色和特征并非孤立地存在，而是在彼此的关系中定义。[156]

总体健康感知 (GENERAL HEALTH PERCEPTION)

见健康感知(HEALTH PERCEPTION)。

普遍性 (GENERALIZABILITY)

将研究的发现，超越目标人群地推广到人群的所有人或者具有特定健康状况者的能力；有时也被称为外部效度。研究中的一个常见挑战是在偏倚（内部效度）和普遍性之间达到平衡。随机临床试验之类的设计，典型地致力于减少偏倚，却可能导致有限的普遍性。[17]

悲痛 (GRIEF)

对重大损失作出不快和痛苦的情绪反应。悲痛可能由某事件触发，如关爱之人去世、患有不治之症或影响生存质量的慢性病。重要关系的结束也可能导致一个悲痛过程。悲痛有 5 个阶段：拒绝、愤怒、协商、沮丧、接受。这些反应可以不按特定顺序发生，（有时）可以一起发生。并非每个人都经历所有这些情绪。[30]

扎根理论 (GROUNDED THEORY)

一种始于数据，旨在开发理论、概念或模型的方法。扎根理论的方法学是使用一系列特定缜密的程序，通过归纳、演绎和验证生成社会现象的实质性理论；该方法学包含一个迭代过程，基于数据生成假设或见解，推动进一步收集数据，实施所谓“持续比较法”。[38]

高特曼量表 (GUTTMAN SCALING)

用多个条目测量一个单维概念的量表，被选入的条目在难度上具有等级顺序。[18]

H

残疾 (HANDICAP)

残疾是一个老术语，在 WHO 的 ICF 框架中，指一个人在充当其生活角色时受到限制。“残疾”是一个人因疾病或创伤导致的伤残与环境因素共同作用而产生的情境性结果，这种结果可以在社会文化或生理上阻碍其充当家庭生活角色，和/或获得就业、教育、娱乐或经济自给自足的机会。[7, 157]

快乐 (HAPPINESS)

亚里士多德将通过人类行为可实现的所有好事中的最高者定义为安康，[158] 这种安康被认为是快乐。这种安康观认为好的生活通过追求自我价值最大化而不是单纯通过追求愉悦（享乐）来实现。[159] 在心理学中，快乐是正面和负面情感之间达到平衡来实现的。[160] 英语“happiness”一词可追溯到 14 世纪的单词“hap”，意味着运气或机会。尽管“hap”一词不再使用，但“hapless”被保留下来，意思是不幸。获得快乐最开始被认为是得到好运的意思；但在 16 世纪，它开始意味着乐趣。[161] 快乐已经成为一个恒定的主题，包含在美国宪法中，但如美国国父本杰明富兰克林(1706-1709) 所指出，“*宪法只能保证美国人民追求快乐的权利。你必须靠自己去抓住它。*”英国作家和政治家 Joseph Addison(1672-1719) 就如何抓住快乐给出了建议，其回忆称，“*生活中快乐的三大基本要素是有所做、有所爱，以及有所期待。*” 快乐是大众文化中的永恒话题，在歌曲和电影中反复提及，并有若干种定义。“*快乐是把温柔的枪*”是一首由 John Lennon 写的歌，于 1968 年被 Beatles 在 White Album 专辑中发布，其将快乐定义为药物修复。在 1966 年 WH Weatherspoon 的歌曲“What Becomes of the Broken-Hearted?”中写道，“*快乐是一种幻觉，充满了悲伤和混乱*”。1967 年音乐剧花生漫画里的角色 Charlie Brown 把快乐定义为“*你所爱的任何人和任何事物*”。在 2014 的电影神偷奶爸 2 中，Pharrell Williams 鼓励大家“*假如你也觉得快乐是生活的真理，就和我一起随着节奏鼓掌吧*”以及“*如果你懂幸福是什么，就跟我一起鼓掌吧*”。可能更有启发的是来自 2011 年一个纪录片“Happy”(Wadi Films Inc.)的结论，即快乐是50%遗传、10%环境(hap)和 40%有意获得快乐的行动（如与个人成长有关的行为、发展亲密关系和把世界变得更美好的行动（享乐与安康的行动）。快乐，如同很多其他与身心健康相关的重要概念一样，是具有文化特异性的。在西方社会中，它主要以享乐论和自我价值实现论的方式定义；在东方社会，它更多以未来可以达到何种较好的生存状态来定义。流行的西方观点包括被爱和爱的概念。综上所述，快乐是对身心健康积极状态的认可，其来自于行善，来自在当前环境和爱的关系中发现乐趣以及来自希望。你不可能在不了解它的情况下拥有快乐，快乐可能是短暂并取决于“运气”的。

以上被认为是从个人角度出发对“快乐”的定义。从全球角度来看，2015 年世界快乐报告[162]指出了 6 个从国家角度反映快乐的因素：人均国内生产值(GDP per capita)、健康期望寿命年(healthy years of life expectancy)、社会支持（以遇到麻烦时有人依靠来衡量）、信任（以没有政府或商业贪腐感来衡量）、生活决策自由感和慷慨（以校正收入差异后的近期捐赠来衡量）。根据此定义，在 2015 年，5 个最快乐的国家是瑞士、冰岛、丹麦、挪威和加拿大。

风险/风险比 (HAZARD/ HAZARD RATIO)

见 COX 比例风险比(COX’ S PROPORTIONAL HAZARD RATIO)。

健康 (HEALTH)

身体、心理和社会适应方面的完好状态，而不仅仅是没有疾病或虚弱。健康是一项基本人权，被认为是日常生活的资源，而非生活的目标。它是一个正面的概念，强调社会和个人资源以及身体能力。健康的前提包括和平、充足的经济资源、食物、庇护以及稳定的生态系统和可持续的资源使用。[105, 163]

健康行为 (HEALTH BEHAVIOR)

个体为了促进、保护或维持健康而采取的任何行动，无论此行为是否客观有效地朝这一目标前行。[163]

健康教育 (HEALTH EDUCATION)

有意识地构建的学习机会，目的是提升有利于个体健康和健康社区的健康素养、知识和生活技能。健康教育不仅提供交流信息的机会，而且培养采取行动增进健康必需的动机、技能和信心（自我效能）。[105]

健康期望寿命 (HEALTH EXPECTANCY)

一个以人群为基础的测度。根据社会常模、感知以及专业标准估计的健康且令人满意的、或无病症、疾病和伤残的时间长度在期望寿命中所占比例。健康期望寿命将个体寿命中经历无伤残、失调和/或慢性病的程度数量化。无伤残寿命年(DFLY)和质量调整寿命年(QALY)是健康期望寿命的两个指标。[32]

健康影响评估 (HIA) (HEALTH IMPACT ASSESSMENT, HIA)

一个多学科过程，在一个结构化框架中，考虑有关某提案健康效应的一整套证据。它基于一个广义健康模型，该模型提出经济、政治、社会、心理和环境因素决定人群健康。HIAs 被用于记录那些对社会和自然环境有影响的投资、政策和其他项目的长远健康效应。示例包括社区设计、交通规划和传统公共卫生关注之外的其他领域。HIA 用于：使社会决策对于健康和公平的影响更为明确；提供问责机制防止伤害；促使项目、计划和政策提升和改善人群健康，同时支持有意义且包容的参与管理体系。[164]

健康指标 (HEALTH INDICATOR)

个体、人群或环境的一个可测量（直接或间接）的特征，可用于描述个体或人群健康的一个或多个方面的质量、数量和时间。[32]

健康不公平 (HEALTH INEQUITIES)

国家内各组人群,和国家之间的可避免的在健康方面的不公平；之所以认为它们是可避免的，是因为它们来自于社会之内和社会之间的不公平，而非来自生物学差异。社会和经济情况以及它们对人们生活的影响决定人们的疾病风险；它们还决定人们所采取的预防和治疗疾病的行动；健康不公平又被称为健康差距。[165]

健康素养 (HEALTH LITERACY)

个体获得、处理和理解（适宜健康决策所必需）基本健康信息及服务的能力水平；因此，它代表个体的认知和社交技能，这种技能决定个体为提升和保持良好健康获取、理解和使用信息的动机和能力。[7, 105, 166-168]

健康结局 (HEALTH OUTCOME)

个体的身体健康、情感健康、精神健康或社交健康的某个方面，它是某项有意的干预期待有所改变的，或因其他人、健康或环境因素的存在而有所变化的。[169]

健康感知 (HEALTH PERCEPTION)

一个代表个体如何整合他们所拥有的健康相关客观信息和他们对这些信息的感受或评估的概念；此概念涵盖对身体和精神健康状态的感知，以及其他与健康相关感知（例如，对健康的担忧和烦恼，对疾病的抵抗力或易感性，以及倾向于相信疾病是生活的一部分的疾病取向）。这是一个重要的概念，因为大部分就诊都是患者基于其自身感受而自主发起的。[170, 171]

健康促进 (HEALTH PROMOTION)

加强人们对健康决定因素的掌控从而提升他们健康的过程。它代表一个社会和政治的综合过程，涵盖强化个体技能和能力的行动，以及针对改变社会、环境和经济状况的行动。健康促进需三种策略：(i)呼吁创建健康的基本条件；(ii)促使所有人实现他们的全部健康潜能；和(iii)在追求健康的过程中协调社会不同利益主体。[105, 163]

健康促进医院 (HEALTH PROMOTING HOSPITAL)

一所不仅提供高质量综合医学和护理服务，而且发展拥护健康促进目标的企业形象的医院。这种医院采取措施促进其的患者、工作人员和其所处社区内人群的健康。[172]

健康相关生存质量 (HEALTH RELATED QUALITY OF LIFE, HRQL)

一个涉及健康方面生存质量的术语，通常被认为反映疾病和治疗对伤残和日常功能的影响；还被认为反映自我感知对个体拥有充实生活的能力的影响。但更专业而言，健康相关生存质量是一个测度，它测量的是赋予生存期间的一个数值，它通过损伤、功能状态、感知和机遇来调整，并且受疾病、外伤、治疗以及政策的影响。[173]

动物的健康相关生存质量 (HEALTH RELATED QUALITY OF LIFE IN ANIMALS, HRQL-A)

健康相关生存质量的概念仅应用于人类是没有理由的，因为动物如同人类一样也经历许多可以影响他们健康相关生存质量的症状和活动受限。动物不能为自己发声，但对它们的环境有可观察的情感反应，它们的主人可以报告这些反应。主人可报告的观察到的特征是行为、态度和举止的变化。现已确定下列领域适用于犬的健康相关生存质量：活动、舒适、食欲、外向性与内向性、攻击性、焦虑、警觉、依赖、满意、一致、激惹、姿势-活动和冲动。[174-179]
见动物的生存质量(QUALITY OF LIFE IN ANIMALS, QOL-ANIMAL)

健康服务研究 (HEALTH SERVICES RESEARCH)

一个考察健康照护服务的组织、财务和管理对此类服务的递送、质量、成本、获取和结局的影响的研究领域。[34]

健康状况 (HEALTH STATE)

个体在任何特定时间点的健康。健康状态可能因损伤、功能状态、感知和社交机会而改变，受疾病、损伤、治疗或健康政策影响。[180]

健康状况分类系统 (HEALTH STATE CLASSIFICATION SYSTEM)

用于鉴定和标记功能的维度和水平的方法，以此描述一般及特异的健康状态。[181]

健康状态 (HEALTH STATUS)

对照可识别标准，个体或人群在特定时间点的健康的描述和/或测量。[34]

健康目标 (HEALTH TARGET)

规定的人群在规定时期内，特定可测量的健康结局或中间健康结局可合理地预料的改变量。正因为如此，众多健康目标决定了达到某个健康目的可能需要采取的具体步骤。[105]

证据等级（HIERARCHY OF EVIDENCE）

在循证实践背景下，它指的是治疗获益证据强度的排序。请注意，某项治疗获益证据的缺乏并不意味着存在反对该项健康干预措施的证据。

1(a) RCT 的 meta 分析

1(b) 置信区间窄的单项高质量 RCT

2(a) 队列研究的 meta 分析

2(b) 单项队列研究（包括低质量 RCT；例如随访<80%）

3(a) 病例对照研究的 meta 分析

3(b) 单项病例对照研究

4 个案系列（和低质量队列和病例对照研究）

5 无明确严格评价或基于生理学、实验室研究或“第一原理”的专家意见

6 尚无证据[76]

热卡填充法（HOT DECK）

使用一个与数值缺失个体匹配的亚组人群来替换缺失数据的方法。此名称来自使用打孔卡计算的时代。操作者设定选择匹配样本的标准；在从卡片分类机中选择卡片时，它们温度尚存，因此被称为热卡。[66]

I

可忽略缺失数据（IGNORABLE MISSING DATA）

见缺失数据(MISSING DATA)。

损伤（IMPAIRMENT）

身体功能或结构的问题，如功能或结构的严重偏离或丢失。[7]

内隐变化理论（IMPLICIT THEORY OF CHANGE，ITC）

解释人们如何考虑他们健康的某个方面在固定时间中变化程度的一种理论。其前提条件是，人们不能准确回忆初始状态，将其与他们的当前状态比较，作一番心算;而是使用一些基于经验的技术来获得变化估计值。这种估计可能不是最佳的，但对于这种情况算是“足够好”。ITC 下变化的判断基于一个过程，从当前状态开始，反向工作，考虑事物随着时间而改变了多少。因此，ITC 是通过变化的时间过程来估计固定时间中改变的程度，而不是根据某一个时间段的健康状态作分析。ITC 不同于反应转移再校正，后者要求人们使用回顾性前后比较的然后测试（then-test）方法，根据当前经验重新评价过去的评定。利用 ITC 这面镜子来审视，且意识到人们期望改善健康状况，尤其是那些需要相当努力来获得的，使用然后测试方法再次评估改变值可能会有偏差（通常较低），而使用 ITC，改变值会比较准确。[182]

插补（IMPUTATION）

用合理数值“填补”缺失数据的做法是一种吸引人的分析不完整数据的方法。表面上，它在分析开始时解决了缺失数据的问题。但是，不成熟或无原则的插补方法可能会造成比它所能解决的问题更多的问题，以致歪曲估计值、标准误和假设检验。[183] 也请参见多重插补(MULTIPLE IMPUTATION)。

起始队列（INCEPTION COHORT）

见队列研究(COHORT STUDY)。

发病率（INCIDENCE）

存在发生某病风险的人群中，单位时间内新发病例的概率。[17]

增量成本（INCREMENTAL COSTS）

所比较的两个或多个项目规划之间的成本差别。[87]

指数（INDEX）

心理计量方面合理的一套条目，具有一个潜在的理论框架，可区别与一定健康状况相互关联的若干概念。指数可能由多个条目组成，整合为若干得分，代表多个概念成分或健康状况的多个方面。它也可能只是单个条目。[51]

指标变量（INDICATOR VARIABLE）

在评估潜在概念的背景下，它们是反映所关注的能力或状态水平的变量，但它们不改变或影响它们所测量的潜在概念；例如，很多条目反映焦虑/抑郁，但这些条目不一定导致抑郁/焦虑。[41]

间接成本（INDIRECT COSTS）

这个术语用来表示生产力损失。时间是间接成本的一个常用成分。[87]

个体化（生存质量）测度（INDIVIDUALIZED（quality of life）MEASURES）

生存质量的测度，旨在捕捉生存质量的真实意义。基本上，个体认为生存质量是什么，就以此来定义生存质量；方法是允许患者辨认对他们有重要意义的领域（或生活的方面），并且为每一领域的相对重要性分配权重。[184，185]

个体化医学（INDIVIDUALIZED MEDICINE）

见个性化医学(PERSONALIZED MEDICINE)。

信息支持（INFORMATIONAL SUPPORT）

提供有助于解决问题的知识，如就可供选择的行动方案提供建议和指导。[69]

知情同意（INFORMED CONSENT）

要求所有研究者向可能参与者解释研究的目的、风险、获益、保密和其他相关方面[19]，且所有参与此研究的人应自愿参与，并尽可能充分地了解此研究的目的、风险和可能的获益。[186]

美国医学研究院（INSTITUTE OF MEDICINE, IOM）

建立于 1970 年，是美国国家科学院关于健康的分支机构。美国国家科学院于 1863 年由亚伯拉罕·林肯总统特批成立。IOM 是一个独立的非盈利组织，在政府以外工作，为决策者和公众提供无偏倚和权威性的建议。IOM 询问并回答关于美国健康和医疗保健最紧迫的问题。目的是通过为政府和私营部门的工作者提供可依赖的证据，帮助他们作出明智的健康决策。[70]

工具（INSTRUMENT（TOOL））

用于描述一种测量设备的术语，可以是自我报告的一组条目或一部实体设备。它常用于描述一部实体设备。[51]

工具性日常生活活动（INSTRUMENTAL ACTIVITIES OF DAILY LIVING, IADL）

具有认知和社会功能方面的活动，包括购物、烹饪、做家务、理财和使用电话。[187]

工具性支持（INSTRUMENTAL SUPPORT）

涉及必要时的实际帮助，例如协助交通、家务劳动和照顾孩子，以及提供如拿工具或贷款等具体帮助。[69]

无形成本（INTANGIBLE COSTS）

这个术语用于描述难以测量的结果，包括疼痛、难受、悲哀和其他非财务的结局。[87]

综合护理（INTEGRATED CARE）

资金、管理、组织、服务递送和临床水平方面的一套连贯的方法和模型，旨在创造治疗和护理部门之内和之间的联系、协调与合作。整合诊断、治疗护理、康复和医疗促进相关的服务，目标是改善可及性、质量、用户满意度和效率。[188, 189]

综合护理路径（INTEGRATED CARE PATHWAY)

一个将指南、方案和本地批准的方案、循证、以人为中心和最佳的实践植入个体的日常使用中的工具和概念。[12]

意向治疗（INTENTION-TO-TREAT, ITT)

在随机对照试验(RCT)的背景下，它是一个分析原则，所有随机分配的受试者都要按照原来所分配的治疗进行分析，所有事件都记在原分配的治疗名下。ITT 允许对研究者提供治疗的方针进行检验，考虑到在某种背景下，并不总是，甚至完全不按照推荐的意向提供治疗。偏离方案和其他问题的条款是此方针的一个关键部分，这是需要意向治疗分析的原因。[190, 191]

评定者间信度（INTER-RATER RELIABILITY)

两名或多名评定者在相同条件下独立评定一组稳定人群时，评分的一致性程度。[65]

中间健康结局（INTERMEDIATE HEALTH OUTCOME)

可归因于所计划干预的、某些健康决定因素（生活方式和生活状况）的变化。[105]

中间变量（INTERMEDIATE VARIABLE)

从暴露（或自变量）到结局（因变量）的因果路径中的一个变量。它导致暴露变量对结局产生作用。在回归模型中校正这个变量可消除暴露变量的效应。也被称为相依、介入或传递变量。[65]

内部一致性（INTERNAL CONSISTENCY)

见克朗巴哈 α(CRONBACH' S ALPHA)。

功能、伤残和健康的国际分类（INTERNATIONAL CLASSIFICATION OF FUNCTIONING, DISABILITY, AND HEALTH, ICF)

用于描述健康和健康相关状态的统一标准语言和框架。它定义了安康的成分（诸如教育和劳动）。因此，ICF 包含的领域可被视为健康及健康相关的领域。从身体、个体与社会的角度，这些领域可列进两个基本清单：(1)身体功能和结构；(2)活动和参与。作为一种分类，ICF 可以为特定健康状态的一个人，系统地组合不同领域（例如，有某种疾病或障碍的人做什么或能做什么）。[7]

可解释性（INTERPRETABILITY）

量表的定量评分或评分变化可以被赋予定性意义的程度；定性意义指的是临床或通常理解的含义 。[46]

区间尺度（INTERVAL SCALE）

见测量尺度（MEASUREMENT SCALE）。

组内相关系数（INTRACLASS CORRELATION COEFFICIENT, ICC）

组内相关系数(ICC)被用于测量两个或多个评定者间的评定者间信度。它可用于评估重测信度。ICC 可被概念化为组间方差与总方差之比。

评定者间一致性（INTRA-RATER CONSISTENCY）

这是信度评估的一种类型。由相同评定者两次或多次完成相同对象的评估后，通常用相关方法比较不同的评分；由于是相同的评定者完成两次评估，后续的评分会因知道先前的评分结果而被污染。[18]

条目（ITEM）

单个问题，可以独立存在，或是松散关联的一个问题系列的一部分，或符合心理测量学要求的一个心理测量指数的一部分。[51]

条目反应理论（IRT）（ITEM RESPONSE THEORY, IRT）

一个统计学理论和一套数学模型，将个体对量表的一个条目作特定反应的概率表示为个人的定量（潜在）属性和该条目若干特征（参数）的函数。其目的是基于对一系列分类变量的反应来精确地估计个人关于该潜在特质的数值。IRT 模型的两个关键假定是 :(i) 单维性（unidimensionality），意味着这些条目只测量一个潜在特质；(ii)局部独立或条件独立(local or conditional independence)，意味着一旦考虑个人潜在特质的水平，个人对量表中不同条目的反应之间并无关系。根据反应是二分类还是多分类的，可使用不同的数学模型。三个最常用的单维二分类（二值）IRT 模型是单参数、双参数和三参数 logistic 模型，其名称与描述条目功能所需的参数个数相联系。单参数 logistic 模型(1PLM)只估计条目的难度参数，类似于Rasch 模型族中的模型。双参数模型(2PLM)估计各条目的难度和人群中的区分度参数，后者可以因条目而异。三参数模型(3PLM)估计难度、区分度和猜测度参数；猜测通常不是对健康结局相关问题反应的特征，因此，未曾发现 3PLM 可为健康结局测量添加任何信息。对于多分类反应，最常见的模型是分部评分模型(Partial Credit Model)、等距尺度模型(Rating Scale Model)、广义分部评分模型(Generalized Partial Credit Model)、等级反应模型(Graded Response Model)和名义反应模型(Nominal Response Model)，它们的应用取决于有关诸条目区分能力、有序反应和条目阈值间距离等假定。[192-195] 也请参见 RASCH 分析(RASCH ANALYSIS)。

J

刀切法（JACKKNIFE)

当无法用通常方法来近似估计参数的置信区间时，使用的一种减少偏倚的统计方法。这种方法依次从样本中去除一个个体，形成 n 个样本量为 n-1 的样本，产生参数的 n 个估计值，借以推导较为真实的参数估计及其标准误。[3]

K

KAPLAN-MEIER 估计 (KAPLAN-MEIER ESTIMATE)

一种处理寿命数据的非参数方法。通过合并计算所得各次事件（死亡或删失）发生时刻的生存概率来创建一个寿命表或生存表；假设删失是随机发生的，计算概率的时间间隔是不等的，由事件发生的时间点决定。应用这个方法时，死亡可以变通为某结局或退出。[65]

KAPPA

多名观察者（评定者）或多次测量相同分类变量时，用 KAPPA 来度量结果之间非随机一致性的程度；有时被称为偶然性校正一致度(chance corrected agreement)；计算方法为（观察一致率 - 期望一致率）与（1 - 期望一致率）的比值。有几个不同的 kappa 公式，取决于类别的数量，2 类(Cohen kappa)或超过 2 类(Fleiss kappa)。对于超过 2 类的情况，加权 kappa 的权重取决于不一致的严重程度，例如偏离 1 类或偏离多于 1 类。关于 kappa 的大小等级，已经有人提出若干个指南，但没有一个被普遍接受。Landis 和 Koch 规定：<0 表示不一致，0 - 0.20 为轻微，0.21 - 0.40 为一般，0.41 - 0.60 为中度，0.61 - 0.80 为高度，0.81 - 1 为几乎完全一致。Fleiss 将高于 0.75 的 kappa 定为优秀，0.40 至 0.75 为一般到好，低于 0.40 为差。当某个类别极其普遍地存在时，期望一致率极高，kappa 会出现一些荒谬值。在报告 kappa 时，同时报告总的一致率或观察一致率和期望一致率有助于 kappa 值的解读。

知识交换 (KNOWLEDGE EXCHANGE)

知识交换指的是知识使用者和研究者之间的互动，导致相互学习。据加拿大健康服务研究基金会(Canadian Health Services Research Foundation,CHSRF)，知识交换的定义是“研究者和决策者之间通过联系和交换而发生的合作来解决问题。有效的知识交换涉及知识使用者和研究者间的互动，促进双方在计划、生成、传播和将现有或新研究应用于决策的过程中相互学习”。[108]

知识转化(KT) (KNOWLEDGE TRANSLATION,KT)

一个动态循环的过程，包括综合、传播、交流以及合乎伦理的知识应用，以改善个体健康、提供较有效的健康服务和产品，以及强化健康照护系统。这一过程在研究者和知识使用者之间的复杂互动系统内发生，可能在强度、复杂性和参与水平方面存在多样化，这取决于研究及其结果的性质和特定知识使用者的需要。评估和监测 KT 的积极性、过程和活动是 KT 过程的关键成分。[108, 197]

已知组方法 (KNOWN GROUPS METHOD)

支持结构效度的一种典型方法，其基础是假设一个测量工具在比较已知有特定属性的一组个体和没有该属性的一组个体时表现良好；假设个体具有不同水平/严重程度的属性时，这种方法也可应用。已知组方法根据不同组显示出测试平均分的差异，来评估该测量工具区分组别的能力。[198] 在一项经典的已知组效度研究中，Weissman 等在诊断为抑郁症的患者组和基于社群的样本组之间比较了流调中心抑郁量表(CES-D)的评分。CES-D 评分的巨大组间差异及差异模式支持了 CES-D 的结构效度。也可利用某特征不同水平或不同严重程度的个体组来研究已知组方法。[199, 200] 另请参见最小重要差异(MINIMAL IMPORTANT DIFFERENCE, MID)。

L

迟发效应 (LATE EFFECTS)

在治疗结束数月或数年后发生的癌症治疗副作用。迟发效应包括身体和精神问题以及第二个癌症。[52]

潜在结构 (LATENT CONSTRUCTS)

潜在结构不能直接观察或量化。[201]

潜变量 (LATENT VARIABLE)

1. 也称为潜因子[202]。
2. 潜变量（也称为潜因子）有很多定义[203]，主要是由于不同的统计模型，包括：
   a. 科学家们从他们想象中打造出来的假设变量[88]；
   b. 不能看到或直接测量的概念，例如“快乐”或“生存质量”；
   c. 现在和将来都不能观察或不能测量的概念；
   d. 在被观察变量之间建立关联的变量，如果潜变量保持恒定，则被观察变量是独立的（局部独立定义）；
   e. 如果可独立获得重复的反应，真实评分可以获得；
   f. 线性结构方程组中的一个变量，不能表示为显变量或被测变量的函数；在此统计方法中，潜变量用椭圆表示，且与受潜变量影响的被测变量相关联。
   g. 无样本实现的变量，至少在一个样本的某些观测值中尚无样本实现；这意味着所有变量在获得它们的样本值前都是潜在的（这是唯一的不依赖于模型的定义）。有些潜变量可通过数据推导（后验的）或在检验数据之前假设（先验的）。[88, 203]

休闲 (LEISURE)

通过放松和享受来促进健康或精神恢复的活动；因为这段时间是针对个人快乐的，所以它超乎了单纯的一段不工作或做其他事情的时间。[12]

证据水平 (LEVELS OF EVIDENCE)

见证据分级(HIERARCHY OF EVIDENCE)。

生活史方法 (LIFE HISTORY METHODOLOGY)

关注生活史数据的生成、分析和展示，以及揭示个体在过去某段时间内经历的种种定性方法；其观点是人的活动可以从参与者的考虑和观点来最好地理解，因此，关键在于个体对于生活的主观定义和体验。[38]

生活技能 (LIFE SKILLS)

使人们能控制和指导自身生活，以及能开发与环境共存以及改变环境的个人、人际、认知和身体等方面的技能。决策、解决问题、创造性和批判性思维、自我意识、沟通、应对情绪和管理压力等关键性生活技能，是发展个人健康促进技能的基石。[105]

生活空间活动性 (LIFE-SPACE MOBILITY)

一个人在规定时间段内移动区域的空间测度，其范围包括从自己家移位到所在城镇或地理区域以外。现已证实，它与一个月内日常活动的日记录相关，并与步速和平衡等性能测度高度相关。[204, 205]它可作为 ICF 所定义的“参与”的一个指标。另请参见功能、伤残和健康的国际分类(INTERNATIONAL CLASSIFICATION OF FUNCTIONING, DISABILITY, AND HEALTH, ICF)。

李克特条目和李克特量表 (LIKERT ITEM and LIKERT SCALE)

李克特条目是具有特定应答形式的一种条目，包括若干有序的应答选项，依次表明与拟定陈述相符的程度；通常有 5 到 7 个级别，可纳入一个不偏不倚的中点。李克特量表由多个李克特条目构成，通常用于测量态度或信念。以下示例为《生活满意度量表》(Diener et al, 1985)中的一个 7 级李克特条目：我满意我的生活。1=强烈反对；2=反对，3=轻度反对，4=不同意也不反对，5=轻度同意，6=同意，7=强烈同意。[206-208]

整条删除 (LISTWISE DELETION)

缺失数据的一种处理方法，通常是统计软件包的默认选项，籍此将所有包含数据缺失的个案（研究对象）排除在分析之外；如果有多个变量，即使其中任何一个变量仅少量缺失，也如此处理，这种做法会严重减少供分析的样本量；也被称为个案删除或完整个案分析[66]。这种分析方法必须避免。

纵向研究 (LONGITUDINAL STUDY)

见前瞻性队列研究(PROSPECTIVE COHORT STUDY)。

纵向效度 (LONGITUDINAL VALIDITY)

通过某测度的变化与另一测度的变化的相关程度来表明评分变化的效度。[2]

M

显变量 (MANIFEST VARIABLE)

在潜在概念评估的背景下，显变量是指所观察的被调查者对问卷条目的反应。[41]

MANN WHITNEY U 检验 (MANN WHITNEY U TEST)

Mann Whitney U 检验是比较两个独立样本的一种非参数检验；当两样本来自非正态分布总体时，其检验功效高于 t 检验（只需较少样本量来识别效应）。这种检验首先对所有受试者排秩次（不考虑分组），然后计算各组的秩和，使用 U 统计量进行比较。[209]

边际成本 (MARGIN)

每增加一个单位的产品所需的成本。[87]

标志物 (MARKER)

关于疾病可能发生的诊断标识。[52]

测度 (MEASURE)

在现代测量理论背景下，一个常用于描述问卷、指数、检查表、工具或器具的术语，它只应用于描述构成单一维度的一组线性连续统条目。

测量 (MEASUREMENT)

为对象分配符号的规则。为了以数值的形式表达属性的量，或反映属性的不同程度。[88]

测量误差 (MEASUREMENT ERROR)

测试或测量值的系统误差和随机误差，并非待测对象真实变化所引起的。[46]

测量尺度 (MEASUREMENT SCALE)

某测量所有可能值的范围（例如，对某个问题可能答案的集合、生物物理测量的一组可能值的范围）。仅取某些特定值的测量尺度被标记为离散型或分类型；可取测量工具精度所决定的任意值的尺度，视为连续型。测量尺度可以是被测概念所固有的，也可以是为统计分析或可解读的目的而创建的。请参见相关(CORRELATION)。测量尺度也可根据尺度的定量特征进一步分类；统计分析方法的选择取决于结局或因变量的测量尺度（固有的或研究者规定的）。

1. 二分尺度(DICHOTOMOUS SCALE)。条目反应的选项是两个互不相交的类别，如是/否、存活/死亡；也称为二元尺度。

2. 名义尺度(NOMINAL SCALE)。条目反应的选项是无序的定性类别；例如人种、宗教和出生国家。个体许多属性的测量是纯粹的名义尺度，因为它们的类别不存在固有的顺序。

3. 有序尺度(ORDINAL SCALE)。条目反应的选项是有序的定性类别，例如社会等级（I、II、III 等），其中的取值有顺序之别，但类别是定性的，在可能值之间没有自然的（数值）距离。

4. 等距尺度(INTERVAL SCALE)。用相等的间隔为取值之间天然的距离赋值，从而在该尺度某个区域里两个值之间的特定距离的意义完全代表另一区域里两个值之间同一距离的意义。例如，摄氏温度和华氏温度、出生日期。

5. 等比尺度(RATIO SCALE)。带有真实零点的定距尺度，其数值间的比值具有确定的意义。例如，绝对温度、体重、身高、血细胞计数、特定时间段内行走距离和收入，因为在每一种情况中，一个数值比另一个数值高出或低出很多倍是有意义的。[65]

测量理论 (MEASUREMENT THEORY)

关于条目评分如何代表所测量概念的理论。[18] 另请参见经典测量理论(CLASSICAL TEST THEORY)、条目反应理论(ITEM RESPONSE THEORY)、Rasch 测量理论(RASCH MEASUREMENT THEORY)以及效用理论(UTILITY THEORY)。

药物依从性 (MEDICATION COMPLIANCE)

通常定义为患者的行为与一个给药方案规定的间隔和剂量的符合程度，在一定时间段内测量，并以百分比形式报告。但英文中 “adherence”（坚持）通常更受欢迎，因为它意味着患者和提供者之间的共同约定。但根据索引服务

（例如MEDLINE和PubMed）中的相似用法，“compliance”被ISPOR选为首要术语，“adherence”作为同义词。[210]

精神健康（MENTAL HEALTH）

一种安康的状态，每个人都实现自己的潜力，能够应对正常的生活压力，可以富有成效地工作，可以对社会作出贡献；它以个体在遇到处理压力、与他人建立联系和决策等生活状况时如何思考、感受和行动的形式来表现。精神健康问题是一种精神失调，其结果是扰乱个人思维、感受、情绪以及与他人交往的能力。精神健康不仅仅是没有精神障碍。[12, 211, 212]

精神疾病或精神健康障碍（MENTAL ILLNESSES OR MENTAL HEALTH DISORDERS）

可以诊断为显著干扰思维能力、社交能力、情感和行为的疾病。精神疾病可分为若干大类：情绪障碍（重性抑郁症、躁郁症、精神抑郁）、焦虑障碍（例如广泛性焦虑、恐慌症和社交恐惧症）、精神病（例如精神分裂症）、认知损伤（例如痴呆）、物质滥用（例如酒精依赖）以及儿童期和青少年期障碍（例如，注意力缺陷多动症、儿童焦虑症）。[213, 214]

META分析（META-ANALYSIS）

汇总多项研究的一种统计方法，目的是对多个研究所得效应进行汇总估计；通常在针对同一问题的研究所得效应有足够同质性时实施，作为系统评价的最后一步[215, 216]，以进行有意义的汇总估计。最常见的是聚合 meta 分析；其他方法定义如下。

1. 贝叶斯分层meta分析：一种根据先验信息来选择研究间标准差分布的方法。[217]
2. 个体患者数据meta分析：直接从各项研究获得所有患者的原始数据，然后重新分析它们；也称为汇总分析。[216]
3. 网络meta分析：针对多种（3种及以上）治疗的一种meta分析方法。多种治疗在随机对照试验内直接比较，同时，也基于一个共用对照，进行跨试验的间接比较。[218]

4. Meta 回归：使用基于回归的技术，研究若干调节变量对所研究效应量的影响[219]。以各项研究的样本量为权重，估计这些调节变量的效应和方差。

最小可检出变化 (MDC) (MINIMAL DETECTABLE CHANGE, MDC)

见变化(CHANGE)。

最小临床重要差异 (MCID) (MINIMAL CLINICALLY IMPORTANT DIFFERENCE, MCID)

见变化(CHANGE)。

缺失数据 (MISSING DATA)

这是一种在研究中常见的现象：研究对象不能完成某项评估的一个或多个部分，不能参与某项评估，或因为疾病或死亡原因无法进行评估。缺失数据的一个关键特征是：造成缺失的原因与研究对象无关（如设备故障或恶劣天气），还是与研究对象有关。缺失数据可对研究的效度构成威胁，因为“存活”到研究结束的有完整数据的人群可能不同于研究开始时的人群，样本量小于计划规定的样本量，会降低分析的统计功效。基于缺失数据的不同类型，有不同的缺失数据处理方法。但缺失数据问题的最佳解决方案是“不要有任何缺失数据”。[66]

1. 可忽略缺失数据(IGNORABLE MISSING DATA)：随机缺失的数据，且控制数据缺失过程的机制与待估计的参数不相关；这种情况下，参数估计过程中不需要为缺失机制建模，但需要特殊技术才能较有效地使用这些数据。[66]

2. 完全随机缺失(MCAR) (MISSING COMPLETELY AT RANDOM, MCAR)：对缺失数据本质所作的一个假定：当结局(Y)的缺失值与结局(Y)的数值或与数据集(Xs)中任何其他变量的数值无关时，将数据假定为 MCAR。当数据为 MCAR 时，数据完整的人们可视为来自原始观察集的一份简单随机子样本。例如，仅仅针对一个子样本测量某些变量以降低成本的研究，可以把数据视为 MCAR，就好像研究由于设备、评估者或管理误差而导致缺失数据。[66]

3. 随机缺失(MAR) (MISSING AT RANDOM, MAR)：当控制分析中的其他变量后，结局(Y)的缺失数据的概率与结局(Y)数值本身无关时，将数据假定为随机缺失(MAR)。例如，如果一个癌症患者的样本中，生存质量结局缺失数据的概率取决于患者胃肠道症状的严重程度（无、中度、重度），但在严重程度的每一类中，生存质量缺失的概率与生存质量无关，则可以认为满足 MAR 假定。[66]

4. 不可忽略缺失数据(NON-IGNORABLE MISSING DATA)：不是 MAR 数据，并且产生缺失数据的作用机制不可忽略。在此情形下，可能需要整条删除。[66]

5. 非随机缺失(NMAR) (NOT MISSING AT RANDOM, NMAR)：数据是否缺失与研究结局有关，例如患者因病情过于严重或有相当程度改善而不参加评估。应不惜代价避免这种类型的缺失数据，并确保采集充分的解释性信息，包括来自代理者之类等其它来源的数据。在设计阶段就要考虑这种情况，以确保研究方案写明允许足够的测量和随访。[66]

混合法 (MIXED METHODS)

混合法是一种研究类型。研究者或团队将定性和定量研究方法的元素（例如，使用定性和定量观点、数据采集、分析、推断技术）结合起来，以达到拓宽理解和确证的宽度和深度的目的。[220]

模型 (MODEL)

模型是使理论操作化的方法，目的是检验基于理论的假设；侧重解释某个现象；使用路线图模拟（也请参见理论,THEORY），制定计划。[221, 222] 模型可以是简单的，例如从摄氏温度推导华氏温度的模型 $^{0}F=(32 + 9/5)^{0}C$，也可以是复杂的，例如，Wilson-Cleary 模型，将生存质量操作化，成为个人因素、环境因素、症状、功能和健康意识的一个函数。[223]

现代心理计量学方法 (MODERN PSYCHOMETRIC METHODS)

清楚说明通过评定量表数据（一组理论上与某个潜在概念关联的条目，有序应答选项）来估计等间隔测量值的种种条件的数学模型。现代心理计量学强调条目反应模型的重要性，这类模型中，具有特定能力水平的人或患者具有一个对不同问题作出阳性反应的概率。条目反应理论(IRT)和 Rasch 测量模型是两大流派，各有特点。因此，当问卷数据满足（拟合）这些数学模型要求的条件时，通过这些数据获得的估计值被认为是稳健的。当数据不适合所选模型时，可以从两个方向探索。基本上，当数据不适合所选择模型时，IRT 方法是寻找一个最拟合观察到的条目反应数据的数学模型；相比之下，Rasch 测量法是寻找比较适合这一模型（Rasch 模型）的数据。因此，IRT 的支持者往往使用一系列条目反应模型，而Rasch 测量法的支持者只使用一个模型（Rasch 模型）。尽管被命名为“现代”，现代心理计量学方法的数学假设早在 1920 年代(Thurstone)至 1960 年代（Rasch 和 Lord）就已出现。[224, 225]

发病 (MORBIDITY)

疾病或人群内疾病的发生。发病还涉及治疗导致的副作用。[52]

动机 (MOTIVATION)

这个术语用来描述一个积极的概念，其特征为经验开放性、日常活动精力和对未来有目标和计划。在健康语境下，动机受损是冷漠伴随情感迟钝的标准之一。如果缺乏动机是灾难的一个来源，那么缺乏动机的人，在灾难性健康事件之后，不一定会冷漠；如果一个人在情感上并没有受缺乏动机影响，则接近冷漠。因此，冷漠和动机可以考虑为冷漠-动机连续统的相对两极。[20-23]

多重插补 (MULTIPLE IMPUTATION)

一种插补缺失数据的蒙特卡罗技术（模拟技术）。分别用一组 m>1 的似真值之一替代缺失值，形成 m 个“完整”版本；使用处理标准数据的方法，分析这 m 个版本的数据，并使用简单规则合并所有分析结果，生成估计值、标准误和 p 值，以解决缺失数据的不确定性。[226]

N

叙事 (NARRATIVE)

受社会约束的行动方式、社会处境的表现和/或促使世界有意义的方法；回顾性赋予意义的一种形式。[38, 91]

叙事研究 (NARRATIVE INQUIRY)

定性研究的一种类型，请一名与研究对象一起生活的人（口头或书面）叙述有趣的传记性细节。[38, 91]

叙事评价 (NARRATIVE REVIEWS)

对特定主题相关证据的定性总结。由于这类评价通常并不明确描述评价者如何检索、选择和评估所包含的那些研究，在生物医学期刊中，系统评价越来越多地受到青睐。[227]

否定者 (NAY-SAYER)

见肯定者（YEA-SAYER）和默许偏倚（ACQUIESCENCE BIAS）。

必要因素 (NECESSARY FACTOR)

在因果推论背景下，必要因素是欲观察到结局则必需存在的因素；与“必要但不充分”中的充分相对照，意味着必要因素，但不能单独起作用。[42]

需求 (NEEDS)

为达到和维持健康和安康，个体所需求的东西；需求的领域包括：身体健康、情绪健康、精神健康、心灵、环境、社交、性、钱财和文化。[12]

需求评估 (NEEDS ASSESSMENT)

一套系统的程序和措施，藉以确定人群健康需求的性质和程度、需求的原因和影响因素、以及响应这些需求所具备的人力资源、组织资源和社区资源。[33, 65]

巢式病例对照研究 (NESTED CASE CONTROL STUDY)

嵌套在队列研究内的病例-对照研究。在这类研究中，确定一个人群，获取基线数据，并随访多年（队列）。随后利用发生疾病者（病例）和未发生疾病者（对照）的一组样本进行病例-对照研究。注意：仅在队列中有一些受试者发生疾病后，才能开始病例-对照研究。[17]

网络（社会网络）（NETWORK（SOCIAL NETWORK））

在正式的网络理论中，“网络”这个术语指特定的一组个体或其他社会实体（如公司、群组或家庭）彼此间的连接关系；个人网络的范围和可扩展性用于测量社会整合。[69,228]

网络分析（NETWORK ANALYSIS）

研究社会结构和社会网络的结构性质如何影响行为的一种定量方法；社会网络分析的数据源自社会实体（可能是人、群体或组织）之间关系模式的规律。[228]

神经质（NEUROTICISM）

关于体验长期负面情感和心理困扰（例如紧张、抑郁、沮丧、内疚和自我意识）的倾向；人群中，这一特质存在个体差异，严重者属神经过敏症。相关的认知和行为方式包括非理性思维、低自尊、冲动控制差、身体不适和无效应对。是五因素人格模型中研究最广泛的特质。[147]

名义小组过程（NOMINAL GROUP PROCESS）

是头脑风暴的一个结构化变体，通过小组讨论获得共识。每名小组成员写下他们关于所拟定主题的观点，然后轮流一一出示，进行小组讨论；此过程重复进行，直至不再产生更多观点，之后由该小组对所有观点逐个作优先排序。观点生成和优先排序的结构式过程避免讨论被个别人主宰，鼓励更多被动的小组成员参与进来，产生出一组有优先顺序的解决方案或推荐意见。[229-231]

非劣效性试验（NON-INFERIORITY TRIAL）

一种随机对照试验，将新的试验性治疗与已经证实有效的对照治疗作比较，新治疗在疗效方面可能并不优于原有治疗，但可能疗效相当。这一术语替代了生物等效性或等效性试验等旧的术语。非劣效性临床试验的目的是确定试验组的效果不比对照组的效果差得太多。检验的零假设是：试验组的疗效-对照组的疗效<-△（△是预先设定的界值，大于 0），对立假设是：试验组的疗效非劣于对照组的疗效。注意：界值△不得大于对照药物与安慰剂相比的最小效应量[232]。也请参见优效性研究或试验(SUPERIORITY STUDY OR TRIAL)。

非线性 (NON-LINEAR)

两个变量之间的关系不遵从线性模型；非线性关系可能是单调的（总是以相同的方向变化）或非单调的（例如 J 型曲线）；若要评估关系，必需有多于 3 个点的数据；它可通过肉眼观察散点图来判断；也可在回归模型中，除 x 变量外，再增加一项（如 x^2 或 x^3），通过验证拟合的结果是否与仅含 x 变量的结果相似来判断是否为非线性。[233]

非参数方法 (NON-PARAMETRIC METHODS)

更正确的命名是无分布方法(distribution-free methods)，它们是不依赖于特定概率分布（从中抽样）的统计学方法。这些方法通常仅涉及观察结果的排序，而非观察结果本身。例如 Mann-Whitney U 检验、Wilcoxon 符号秩检验和 Friedman 双向方差分析。与非参数方法相对的是参数方法，它需要假设总体服从一个特定分布（通常为正态分布）；即使在关于分布的假设为真时，非参数检验的功效仅比参数检验略低一点；然而，在非正态分布情形下，非参数检验具有较高的统计学功效（确定效应需要较少的样本量。[3]

伤害所需患者数（NNH）(NUMBER NEEDED TO HARM, NNH)

与治疗方法 B 相比，治疗方法 A 较为有效，但不良事件率较高；多少人改用治疗方法 A，会多发生一件不良事件？这个人数就是伤害所需患者数；这个数字越大，表明越值得改用治疗方法 A。计算方法：两个治疗组不良事件率差值的倒数。由于不良事件可能涵盖较广范围，Zermansky 建议将不同的不良事件区分开来，计算致命所需患者数、

伤残所需患者数、致病所需患者数和烦恼所需患者数。[65, 234]

治疗所需患者数（NNT）（NUMBER NEEDED TO TREAT, NNT）

与治疗方法 B 相比，治疗方法 A 较为有效；多少人改用治疗方法 A，会多治愈一例？这个人数就是治疗所需患者数；这个数字越小，表明越值得改用治疗方法 A。计算方法：两个治疗组治愈率差值的倒数。这里的“治愈率”可以推广为任何良性事件的发生率。

数字评分量表（NRS）（NUMERICAL RATING SCALE, NRS）

数字评分量表的反应选项一般为 0 到 10（11-点量表）或 1 到 10（10-点量表）；通常只为两个极端类别加以标注，例如，“完全没有疼痛”和“能想象的最严重疼痛”。在使用时需要向患者解释或在纸上演示，要求他们通过指出某个数字来作答，这种情形称为视觉 NRS(VNRS)或 VNS。[235]

O

观察者报告结局（ObsRO）（OBSERVER REPORTED OUTCOME, ObsRO）

有些人自己不能应答，只能由观察者评估和报告这些人的行为；观察者不一定经历过专业训练。观察者不能报告别人的感觉（疼痛、疲劳），只能报告所观察到的别人在干什么（哭泣、自理、行走等）。[55]

职业疗法（OCCUPATIONAL THERAPY）

通过模拟职业训练，使人能参与日常生活，能从事促进健康和安康的工作；以及使社会公正包容，所有人尽其所能投入职业生涯的一门艺术和科学。[236]

优势（ODDS）

发生某事件的概率与不发生该事件的概率之比值；优势为2：1 表示 2/3 的人将发生某事件，而 1/3 人不会。[65]

优势比（ODDS RATIO）

两个优势的比值：具有所研究因素时的优势与不具有该因素时的优势之比。[65]

本体论（ONTOLOGY）

本体（ontology：o 小写）的含义是形成现象的根本实体(常与“现象”相对)。本体通过对于概念、术语及其相互关系的规范化描述，勾画出某一领域的基本知识体系和描述语言。

本体论（Ontology：O 大写）原是哲学的分支，研究客观事物存在的本质。它与认识论(Epistemology)相对，本体论研究客观存在，认识论研究主观认知。[5]

经验开放性（OPENNESS TO EXPERIENCE）

“五大”人格特征之一，反映了在“意识宽度、深度和渗透性，以及扩大和检验经验的重复需求”方面的个体差异。高度开放的人通常被视为富有想象力、对艺术和美敏感、情感分化、行为灵活、有求知欲和价值观自由；开放性与威权主义/教条主义和闭合需求呈负相关。开放性显示一

个成熟的趋势，从青少年初期增长到 20 多岁，之后逐渐下降。[237, 238]

机会成本（OPPORTUNITY COSTS)

由于未选择最佳替代方案导致的利益损失。[180]

有序的（ORDINAL)

离散数据的一种类型，在有限几个具有顺序的类别中取值；有序结局数据可借助比例优势模型或累积优势模型，利用有序回归，高效建模。[239, 240]

结局（OUTCOME)

在健康语境下，结局可以是个体的健康、情绪健康、精神健康或社交健康的某一个方面，可因特定的干预而变化，或因其他个人、健康或环境等因素的存在而有所不同。Kerr White 建立了健康结局的 5D (death, disease, discomfort, disability, dissatisfaction)一词，即死亡、疾病、不适、伤残、不满意）[241]。更为现代的是死亡、疾病、伤残（含 WHO 的 ICF 框架中的不适）、不满意（对于过程或结局）和成本（或 6D，穷困，可以是个人或医疗保健系统的匮乏）。[242]

P

P 值（*P*-VALUE）

p 值是在一个特定统计模型之下，某统计量（例如，两个比较组样本均数之差）等于其观察值或取更极端值的概率。虽然 *p* 值是一个有用的统计学度量，但它普遍地被错误使用和错误解释。2016 年，美国统计学会(ASA)曾发表正式声明，澄清关于正确使用和解释 *p* 值的若干广泛赞同的原则。[4]

姑息治疗（PALLIATIVE CARE）

当认为疾病不能治愈时，向患者和患者家人提供的积极整体性照护，目的是关注患者的生存质量和缓解痛苦症状。姑息治疗的重点不是加速或延缓死亡，而是整合心理和精神方面的照护，减轻疼痛和其他痛苦症状。它提供一个支持体系，帮助亲属和朋友应对个体的疾病和丧亲之痛。[187]

定组研究（PANEL STUDY）

横断面和队列方法的综合。研究者对相同个体或研究样本进行一系列横断面研究。这种研究方法能将一个变量的变化与其他变量的变化相关联。[7]

纸质自适应性测试（PAPER ADAPTIVE TEST）

计算机自适应性测试的纸质版本，其答案选项以打印形式显示；在很多临床情况中，这种形式更为可行。这种形式的一个示例是 Higgins 关于卒中后上肢功能临床报告结局(ClinRO)的论文。[243]

参与（PARTICIPATION）

在健康语境下，它指参与某个生活场景；WHO-ICF 定义的功能，包括身体功能和结构、活动以及参与，参与是功能总称的一个成分；参与从社会角度反映功能，涵盖的领域有人际关系、主要生活范围（教育、工作和经济生活）以及社区、社会和公民生活等。[7]

参与限制（PARTICIPATION RESTRICTION）

在健康语境下，个体在参与某个生活场景时，可能经历的，能力或表现方面的问题；参与限制是 WHO-ICF 定义的伤残总称的一个成分，此外，伤残还包括损伤和活动受限。[7]

参与式研究 (PARTICIPATORY RESEARCH)

研究者与课题相关者以对等伙伴关系共同创新知识的一种方法学。这里，课题相关者是指那些受所研究课题影响最大的个体、或者那些必须依照研究结果采取行动的个体。这种方法学是为了在科学家开发有效而普遍性知识的需求与为被研究社群提供利益的需求之间取得平衡。[244]

通径分析 (PATH ANALYSIS)

对众多变量之间的因果联系作出结构性假定、并进行数据分析的一种方法。此方法允许分析者构建可能存在的种种因果关系模型（以通径图形式表示），分别检验它们的适宜性。识别出的可能性较低的因果路径可在进一步考虑后移除，从而精简模型。[65]

患者为中心照护 (PATIENT-CENTERED CARE)

具有同情心、同理心，并关注患者本人的世界观、目标、偏好、价值观和需求的健康照护。[245-247]

患者为中心结局 (PATIENT-CENTERED OUTCOMES)

患者关注的结局：包括生存、症状、功能和健康相关生存质量。[248]

患者为中心结局研究 (PATIENT-CENTERED OUTCOMES RESEARCH)

帮助人们及其照护者沟通和知情前提下作出健康照护决策，及其声音都能够在评价健康照护的多种选择中被听取的一类研究。这种研究回答以患者为中心的问题，诸如：(i) 人们能期望从治疗中得到什么；(ii)有哪些可供选择，潜在获益和危害是什么；(iii)能做什么来改善最重要的结局指标；(iv)怎样作出有关健康和健康照护的最佳决策。[246]

患者参与 (PATIENT ENGAGEMENT)

使受关注人群和其他利益相关者参与研究过程的一种策略，包括：设计研究、选择测量措施、促进受试者招募、解读研究结果和/或传播结果；通过积极采纳研究者之外的观点，使得更能确保研究以患者为中心，结果切合目标用户所需，并且能有效传播。[249]

患者报告体验测量 (PREMs) (PATIENT REPORTED EXPERIENCE MEASURES, PREMs)

以患者为中心的照护的测度，涵盖患者关于照护的结构和过程等诸多方面的体验，不由任何他人来解释。PREMs 所涵盖的患者体验的维度包括尊重患者的价值观和偏好；提供信息、沟通和教育；照护的协调；家人参与；情感支持；身体舒适；出院准备、照护的连贯和转换，以及获取。在医院背景下，PREM 涵盖照护的多个方面，诸如专业人员的沟通和反应、环境的清洁和安静、疼痛管理和出院信息充分性。PREM 不同于满意度测度，因为后者强烈地受期望和结局的影响。[250-254]

患者报告结局 (PROs) (PATIENT-REPORTED OUTCOMES, PROs)

直接来自患者、未经医生或任何他人对患者的反应进行解释的、有关患者健康的任何方面的测量[2, 55]。有些结局没有其他有效解释，例如，症状或某项活动困难程度的评级；有些结局可以核实，例如，患者可能是有关身体功能受限信息的一个良好来源，但如果需要，其报告的信息可通过观察表现来核实。自我报告结局(Self-reported Outcome, SRO)这一术语可更好地代表此类概念。[255]

PEARSON 积矩相关系数 (PEARSON PRODUCT MOMENT CORRELATION)

见相关系数(CORRELATION COEFFICIENT)。

表现 (PERFORMANCE)

与在标准环境（如诊所或实验室）中的能力相对而言，表现是指在当前环境中某任务或活动的执行力；这些都是WHO-ICF框架定义功能和伤残所用的术语[7]。尽管此定义出自伤残的角度，术语“表现”或“基于表现”也常用于评估人们在某项测试中的结局，例如 6 分钟行走测试(6MWT)；称为表现评定结局(PerfRO 或 PerfO)[55, 255]。在伤残框架内，这类测试属于能力测试，将能否在社区外或住所周围行走视为表现。

表现评定结局 (PERFORMANCE RATED OUTCOME, PerfRO or PerfO)

见表现(PERFORMANCE)。

个性化医学 (PERSONALIZED MEDICINE)

利用个体遗传学特征来指导疾病预防、诊断和治疗方面的决策的一种新兴的医学实践。了解个人的遗传学特征有助于确定最适合个体或某个群体的药物或治疗的类型和剂量。人类基因组项目的数据正在推进个性化医学。[30]

以人为中心方法 (PERSON CENTERED APPROACH)

用于委托、提供和组织根植于倾听人们所需的服务，以帮助人们按照自己的选择在社群中生活的方法。这些方法可以帮助个体围绕自己认为重要的内容设计，灵活地使用资源，并能消除任何文化和组织上的障碍。并不是简单地把人置于已经存在的服务中，让人去适应服务，而是让服务去适应人。[12]

I 期临床试验 (PHASE I CLINICAL STUDY)

各国食品药品管理部门批准新药在一般或特定人群中使用前所要求的三组临床系列研究中的第 I 期。I 期试验是包括 20-80 名患者的小型药理学研究，考察毒性和药理学作用。[17]

II 期临床研究 (PHASE II CLINICAL STUDY)

各国食品药品管理部门批准新药在一般或特定人群中使用前所要求的三组临床系列研究中的第 II 期。II 期研究是对 100-200 名患者的临床调查，特别考察新药的安全和效力。[17]

III 期临床研究 (PHASE III CLINICAL STUDY)

各国食品药品管理部门批准新药在一般或特定人群中使用前所要求的三组临床系列研究中的第 III 期。III 期研究是大规模的、通常为多中心的随机对照临床试验，考察新药的有效性和相关安全性。[17]

IV 期临床研究 (PHASE IV CLINICAL STUDY)

新药上市后监测，在药物被批准用于大众后实施。IV 期监测的目的是鉴定诸如致癌性和致畸性之类的不良反应，这些反应由于过小或不频繁，以至即使在非常大型的 III 期试验中也可能多年都不显现。[17]

现象学 (PHENOMENOLOGY)

一种复杂的多层面哲学。该哲学提议合理的知识来自对日常生活（称为生活世界）普通意识经验的仔细描述，方法是通过感知（听、看等）、相信、记忆、决定、感受、判断、评估等，按照所获体验描述“事物”；这种哲学挑战科学现实主义方法，即真正合理的知识只能来自“事物”或“是什么”，并聚焦于“事物”的含义。[38]

身体活动 (PHYSICAL ACTIVITY)

在关于运动的语境下，身体活动被定义为由骨骼肌活动产生的、导致增加能量消耗的身体动作。[127, 128] 这些动作是日常生活的一部分。也参见运动(EXERCISE)。

物质环境 (PHYSICAL ENVIRONMENT)

包括自然环境（例如，植物、空气、气候和地势）和建筑环境（例如，建筑、空间、运输系统和人们创建或改造的产物）。物质环境可包括特定个体的或机构的设施，如家、工作场所、学校、医疗保健设施或消遣设施。个体居住、工作、旅行、玩耍和实施其它日常活动的周围邻里和相关社区也是物质环境的元素。[256]

预研究 (PILOT STUDY)

小规模检测拟在大规模研究中采用的方法和程序，以判断它们是否可行。在此语境下，“工作能力”关系到进展，也关系到干预组变化程度（潜在的效力）的估计，如果没有观察到变化，就不必深究这一干预。预研究并不检验假设，但是有一个对照组终归是有益的（即使不打算作组间比较），因为“在无对照的情况下，无法体现干预有多好”。小规模研究能较好地关注每名参与者，容易实现最佳过程和结果，而大规模研究却难以做到，因此预研究倾向于高估干预效应，Cronbach 称这种现象为超实现偏倚(super realization bias)。[3, 5, 257-262]

安慰剂 (PLACEBO)

任何治疗（或治疗的成分），因其生理或心理-生理的非特异性疗效或者推测对患者的症状或不适有特异性疗效，而有意或故意地被使用，但对于待治疗的疾病并无特异性疗效。[263]

安慰剂对照 (PLACEBO-CONTROLLED)

在实验性研究中，使用对治疗疾病无任何特定活性的物质或程序作为对照。[263]

安慰剂效应 (PLACEBO EFFECT)

安慰剂产生的非特异性心理或生理-心理治疗效应。[263]

平台试验 (PLATFORM TRIAL)

适应性试验设计的扩展，其总的目标是通过同时考察多种治疗，为某个健康问题确定最佳治疗。该设计需用专业的统计方法来分配患者和分析结果。关注点是健康问题，而非任何特定的试验性治疗。平台试验利用决策规则（例如，基于在未来确证性试验中治疗获益或成功的可能性），来确定何时某治疗方案已证实具有充分疗效，可以从试验中“毕业”，进入研发或实施的下一阶段。可用贝叶斯概率来确定某项治疗何时因没有足够人参与而从试验或患者亚组中剔除。平台试验的优点是可同时考察多种干预，及时排除疗效较差的治疗，随即将患者分配至较有希望的干预。在构思药物评估时，可使用此设计同时考察不同类型的多种干预。[264]

多分格相关 (POLYCHORIC CORRELATION)

见相关系数(CORRELATION COEFFICIENT)。

多分类 (POLYTOMOUS)

包括 3 个或更多类别的分类变量。[5]

合并分析 (POOLED ANALYSIS)

见 Meta 分析：个体患者数据 Meta 分析(META-ANALYSIS: INDIVIDUAL PATIENT DATA META-ANALYSIS)。

阳性预测价值 (PPV) (POSITIVE PREDICTIVE VALUE, PPV)

被一项诊断措施预测为患有某病（阳性）的人中，实际患有该病的人数所占百分比。必须区别于敏感性(sensitivity)，敏感性是实际患有某病的人中，被预测为患有该病（阳性）的人数所占百分比。PPV 提供的结果与使用还是不使用该诊断措施的决策最为直接相关。[265]

事后比较 (POST-HOC COMPARISON)

在研究开始时并未明确计划，而在考察数据后才提出的对比分析。适宜的做法是，仅当从数据中发现整体效应后，才进行事后比较，否则结果可信的程度较低。[3]

试验后测定 (POST-TEST)

在随机试验背景下，随机化后显示两组具有相同的基线分布时，可作试验后测定来估计某种干预的有效性。另一种情形是在生存质量研究的背景下，患急性疾病时的生存质量结局无法评估，但干预对生存质量的长期影响是有意义的；这里，由于并未获得试验前测定(pre-test)值，只能分析试验后测定值。[266, 267]

后验概率 (POSTERIOR PROBABILITY)

获得数据后计算的事件或观察的概率。在临床决策中，它是出现某种症状时，患病的概率。在以组为基础的轨迹分析中，它是获得数据后、一个人归属于行为的某特定纵向模式的概率。[65]

功效 (POWER)

如果两种治疗或某因素两个水平之间确实存在差异，功效是一项研究检出此差异的能力。如果两种治疗实际有差异，而该研究却判断为无差异，这种假阴性错误称为 II 型错误；一项研究在开始前就要规定允许发生 II 型错误的概率 β。功效以$(1-\beta)$来度量。低功效的研究会错误地得出干预无效的结论；因此，以小规模临床研究来估计效应时，置信区间比单纯 p 值更重要。[17]

精确度 (PRECISION)

精确度是描述多次测量结果接近程度的指标。描述测定方法时，它是一个有用的统计量，但它不能(1)区分评定者间信度和评定者内信度，或不能(2)联合信度概念来反映某工具区分人的能力。在统计学语境中，它用于描述一个统计模型中参数估值的分散程度；通常以估计量的标准误来度量；使用大的样本量可以降低标准误，提高精确度。[3，4]

预测效度 (PREDICTIVE VALIDITY)

以所研究的测试数值来预测未来表现或事件的有效程度。理想情况下，用一个数据集开发测试工具，用另一个不同的数据集来考察预测效度。[2]

偏好 (PREFERENCE)

偏好是对于特定健康结局或健康状态的欲望。[268]

基于偏好的测度 (PREFERENCE-BASED MEASURES)

基于偏好的测量是众多健康相关生存质量测度的一部分，可以是普适性测度或疾病特异性测度。源自经济、决策分析和心理计量的传统，这些测度有一个中心概念，即个体对于健康结局的偏好可以被定量。使用不同方法引出偏好，但表现为单一 HRQL 数字，0 表示死亡，1.0 表示完全健康。这些评分方法可以将死亡率和发病率结合起来，计算质量调整寿命年(quality-adjusted life years，QALY)，进行健康状态间、疾病间和人群间的比较。最近，就如何获得偏好以及谁提供偏好（一般人群还是特定健康问题的患者群），开发出一些疾病特异性基于偏好的测量工具已引起人们关注。[269-271]

照护偏好 (PREFERENCES FOR CARE)

有关照护的个人愿望、观点和选择，包括语言、沟通、信仰、个人护理、他们希望生活在哪里、如何最大限度地发挥其独立性和潜力，以及应该如何被对待等等。[12]

偏好权重 (PREFERENCE WEIGHT)

描述偏好或效用大小的数值，它是特定变量的函数。[180]

患病数 (PREVALENCE)

在特定时间点，人群中罹患特定疾病的患者数量。当与此时人群中的人数相比较时，恰当的术语是患病率(prevalence rate)。[17]

患病率研究 (PREVALENCE STUDY)

见横断面研究(CROSS SECTIONAL STUDY)。

现患病例 (PREVALENT CASES)

研究开始时，样本中已经患有所研究疾病的人数；继续随访产生的额外病例，称为新发病例；在同时涉及两者的研究中，区分现患病例和新发病例是重要的。[52]

预防 (PREVENTION)

预防疾病发生的行动，或意识到有效预防策略跨水平互动和实施而进行的 5 水平预防行动（定义如下）。[5, 105] 消除或减轻疾病和伤残的影响，或延迟疾病和伤残的过程。

1. 根本性预防,包括确立条件或举措，最大程度减小健康风险，以防止各种可能成为一级预防对象的风险因素的出现；换言之，预防风险因素本身。通常通过健康政策来实现；例如，在公共场所禁烟和在社区建立绿色空间。

2. 一级预防，旨在通过个人和社区努力来防止疾病的初次发生，诸如增加身体活动或改善营养状况、减少环境风险、改善水质和针对传染病进行预防接种。人们认为一级预防是公共卫生的核心任务，也包括健康促进。

3. 二级预防，旨在通过缩短病程减少患病。对于无法治愈的疾病，二级预防策略旨在延长生存和提高生存质量。但是，这也将增加患病率。例如，众多筛查项目是二级预防策略，它是最常见的临床干预。

4. 三级预防，旨在防止健康问题的后遗症，包括复发、出现新的慢性病和伤残。人们认为提供有效的康复是三级预防的主要方法之一。

5. 四级预防，包括鉴别是否存在过度诊断或过度治疗风险的患者，保护患者免于过多医疗干预，以防止医源

性疾病的举措。例如，鉴别出存在多药疗法风险的患者和建立医疗审查程序属于四级预防。[272, 273]

原发癌症 (PRIMARY CANCER)

原始癌症；区别于继发性癌症，后者可能是原发性癌症治疗的结果。[52]

基层保健提供者 (PRIMARY CARE PROVIDER)

全程管理人们健康照护的专业人员。基础保健提供者可以提供广泛的照料，包括预防和治疗、讨论治疗选择，还可给患者推荐专科医生。[52]

基层健康照护 (PRIMARY HEALTH CARE)

基于实用、科学合理和社会可接受的方法与技术的基本健康照护；通过全面参与，社区中的个体和家庭可以普遍获取的照护；在以自我依靠和自我决定精神指导下，其发展各个阶段的成本是社区和国家负担得起的照护。[274]

一级预防 (PRIMARY PREVENTION)

见预防（PREVENTION）。

概率 (PROBABILITY)

某事件发生的可能性；在健康事件语境下，它通常用经历某事件的人数在具有发生此事件风险的总人数中所占比例来表示。[275]

概况 (PROFILE)

在健康测量的语境下，概况是汇总后为不同领域分别生成数值的一组条目。众所周知和广为使用的 SF-36 是一个健康概况的示例，它生成了 8 项评分，分别是总体健康、身体功能、疼痛、精力、精神健康、社会功能、躯体角色和情感角色。健康概况并不明示各维度的相对重要性。[18]

倾向性评分 (PROPENSITY SCORES)

给定协变量的观察值，个体暴露于某项治疗的条件概率[5, 276, 277]；当暴露变量受许多协变量影响时，倾向性评分是处理众多协变量的一种高效的方法，并不需要分别就每个协变量作校正。可以通过拟合一个 logistic 回归模型来分别估计个体的倾向性评分，在这个模型中，暴露相当于结局变量，被测量的混杂变量作为解释变量。这个模型预测的暴露概率便是倾向性评分的估计值，介于 0 和 1 之间。也可使用其他模型，但 logistic 回归最为常用。[278] 假设有研究者希望知道慢性呼吸道疾病患者锻炼是否比不锻炼有较好的健康相关生存质量，然而，有许多变量与暴露（锻炼）和结局（HRQL）两者都关联，无法在一个统计模型中实际使用太多变量。可用倾向性评分来估计个体锻炼的倾向，进而用来匹配、校正或分层。

比例死亡率 (PROPORTIONAL MORTALITY)

特定疾病导致的死亡数所占比例：（特定疾病死亡数/总死亡数）X100 。[17] 此参数不能简单地解释，因为变化或差异可以来自一种死因的增多或过量，或另一死因的减少。在很多国家，与慢性病相关的比例死亡率显著增高，因为感染性疾病导致的死亡数下降了。[279]

前瞻性 (PROSPECTIVE)

考察从现在开始并持续到将来的一段时间内的事件。某些类型的队列研究应用这类观察。[17]

心理测量学 (PSYCHOMETRICS)

处理心理学测量理论和技术的一个研究和实践领域。心理测量学主要任务包括开发评估模型、开发心理学工具、设计和实施评估，以及分析和解读测量结果。现代心理测量学包含经典测试理论(CTT)、条目反应理论(IRT)、 Rasch 测量理论(RMT)和效用理论等。[280] 也请参见经典测试理论(CLASSICAL TEST THEORY, CTT)、条目反应理论(ITEM RESPONSE THEORY, IRT)、Rasch 测量理论 (RASCH MEASUREMENT THEORY, RMT)和效用理论(UTILITY THEORY)。

公共卫生 (PUBLIC HEALTH)

一个社会和政治概念，旨在通过健康促进、疾病预防和其他形式健康干预在整个人群中增进健康、延长寿命和改善生存质量。公共卫生的基础，一是全面理解生活方式和生活条件决定健康状态，二是深刻认识在创造、维持和保护健康的政策、计划和服务方面动员资源和合理投资的必要性。[105]

立意抽样 (PURPOSIVE SAMPLING)

一种选择研究地点、病例或其他调查对象的抽样方法，因为认为他们可提供对于理解某些过程或概念、及检验或阐述某个既定理论有重要意义的信息；可基于先前的知识选择调查对象：极端的、典型的、与众不同或独特的，或特别能凸显信息的；尽管如此，首先要确定某些适宜的标准，然后选择符合标准的对象；又称基于标准的选择。[38]

Q

定性评估（QUALITATIVE EVALUATION）

评估和确定计划、政策、项目或技术的优点或价值，利用各种定性方法生成数据，诸如非结构式访谈、观察、文件分析、解析和展示数据的非统计学手段。[38]

定性研究（QUALITATIVE RESEARCH）

利用一套使世界可视化的解释性和物质性实践，安排观察者的情境化活动；定性研究者着重实体、过程和意义的品质，而不是实验检验或测定（如果测定的话）的数量、总数、强度或频率等；相比之下，定量研究着重变量间因果关系的分析和测量，定性研究着重将变量联系在一起的过程。定性研究者强调现实的社会结构本质、研究者和研究内容之间的密切关系，以及形成调查的情景约束。他们着重寻求如何创建社会经验和赋予意义。定性方法利用一系列当前和历史的资料，诸如现场笔记、访谈、对话、照片、文物、文化读物和产品、记录和备忘录，并且使用多种方法来探索世界，诸如个案研究、内省、生活故事访谈、观察、互动和个人体验等，来描述个人生活中的常规和困难瞬间及其意义。[38, 91]

质量调整寿命年（QUALITY ADJUSTED LIFE YEARS，QALYs)）

度量个体健康结局的一个指标。对应于个体在每个时间段中的健康相关生存质量，为该时间段分配一个在 0 到 1 间取值的权重，权重 1 对应于最佳健康，权重 0 对应于与死亡相当的健康状态；然后全部时间段加权求和。[180]

质量指标（QUALITY MEASURE）

反映医疗照护与最佳循证临床标准符合程度的众多定量指标。[52]

照护质量（QUALITY OF CARE）

个体和群体的健康服务提升理想健康结局可能性的程度，以及与当前专业知识相符的程度。[52]

临终护理质量（QUALITY OF CARE AT END OF LIFE）

对临终照护的满意度，是可能影响濒死和死亡质量以及临终生存质量的一个因素，在概念和实施上是独特的。[281]

死亡质量 (QUALITY OF DEATH)

免除患者、家人和照护者可避免的悲伤和痛苦的死亡，在总体上符合患者和家人的意愿，与临床、文化和伦理标准合理地一致。[282]

濒死质量 (QUALITY OF DYING)

个人对濒死体验的总的评估，包括根据预期和价值观对相应概念的主观评估。[283]

濒死和死亡质量 (QUALITY OF DYING AND DEATH)

一个人濒死和死亡时的取向，与（他人观察和报告的）其死亡时的实情一致的程度。[281]

生存质量 (QUALITY OF LIFE, QOL)

此术语常错用来指健康相关生存质量或健康状态，它比单纯健康有更广泛的意义，包括物质享受、个人安康、关系、学习、创造性的展示、帮助和鼓励他人的机会、公共事务的参与、社交和休闲等众多成分。世界卫生组织把生存质量定义为个人在其所生活的文化背景中，与其目标、期望、标准和关注点有关的自身所处生活地位的感知。在健康研究的语境中，生存质量超越了健康状况的描述，是反映人们对健康状况以及生活中其他非医学方面的看法和反应。亚里士多德认为，生存质量是指一类最好生活、最快乐的生活，包括以下生活品质：(i)智力和理论思考（包括科学活动），被认为是快乐的主要形式；和（ii）务实或合乎道德的品质，包括勇气、节制、慷慨和公正等品质的表现形式。在现代语境中，这意味着一个人需要深思熟虑生活的各方面，以德行事，换而言之，既聪颖又美好。[110, 284-287]

动物的生存质量 (QUALITY OF LIFE IN ANIMALS, QOL-ANIMAL)

动物在任何时间点所感知的生活状态。作为一种安康的体验，它包括负面和正面情感状态之间的平衡及这方面的任何认知评估（如果动物有这个能力的话）。在某种程度上，可以通过实现基本的和物种特异性的健康、社交和环境需求（以及个体对于这些的偏好）来预测 QOL，并在动物健康和行为中得到反映。动物福利是一个与动物 QOL 密切相关的概念，已有人用 5 个自由度来评估农场动物福利：(1)免受饥饿和口渴的自由度；(2)免受疼痛、损伤和疾病的自由度；(3)免受不适的自由度；(4)免受恐惧和悲痛的自由度；和(5)表现正常行为的自由度[288]。在宠物中，虽然这些自由度也适用，但是，QOL 主要关注行为和身体健康参数。[178, 289, 290]也请参见动物的健康相关生存质量(HEALTH RELATED QUALITY OF LIFE IN ANIMALS, HRQL-A)。

临终生存质量 (QUALITY OF LIFE AT THE END OF LIFE)

面临终末疾病时，关于过一个满意生活的体验；即使当一个人接近死亡时，患者、亲人或照护者可能意识到也可能未意识到，要关注其功能状态或基本生活需求的满足。[281]

问卷 (QUESTIONNAIRE)

常用于描述患者报告结局或其他自我报告条目集的一个术语。在现代测量理论中，人们用问卷来描述从研究对象收集个人和环境特征数据的方法。

R

随机化 (RANDOMIZATION)

将个体随机分组的过程。它确保个体被分配到任何组的概率在研究之前就是已知的，且每个人的概率相等。其结果是干预组和对照组之间的研究之前的差异是随机的。如果是大样本量，研究所涉及的已知和未知变量的初始状况在所有组之间是相似的。没有其他方法能实现这一点。统计学上，它化解了众多不可测差异不确定性的问题，还确保个体意向和研究者偏好不影响分组。通常，按照预定计划，借助计算机程序来实施随机化。[5, 56]

随机临床（对照）试验 (RANDOMIZED CLINICAL (CONTROLLED) TRIAL, RCT)

实验研究的一种设计，其中，目标人群的成员通过一个随机的过程被分配到两个或更多研究组中。这些组平行地接受一段时间随访，在研究结束时，就预先规定的终点进行比较。RCT 旨在评估深思熟虑的干预措施，常常是创新的治疗方法。这种设计为治疗的获益或风险提供最强的证据；对照组可以是安慰剂、当前的标准治疗（可能没有）或另一种有效的替代（如运动锻炼与药物治疗对比），称此为实用性临床试验。[242]

罕见病假设 (RARE DISEASE ASSUMPTION)

假设所研究的疾病或结局在研究人群中是罕见的。为了有效地近似估计所需参数，必须满足这个假设。例如，仅当疾病是罕见时，患病率才近似地等于发病率乘以疾病平均持续时间(P = I * D)。在罕见病假设下（除非象病例对照研究那样使用发病密度抽样），优势比(OR)才近似于发病率比(IRR)或相对危险度(RR)。在流行病学研究中，如果人群中疾病的发生率不到 2%，则可以认为结局是罕见的。使用 logistic 回归分析二分类数据，可以产生 OR，虽然通常所关注的参数是 RR。当结局非罕见时，OR 将高估 RR。这时，报告 OR 并没有错，但必须解读为 OR，而并非 RR。[65]

RASCH 分析 (RASCH ANALYSIS)

根据 Rasch 模型分析数据的一种方法，用以确定将一组条目的得分求和是否合理。它被称为数据与模型之间的拟合检验。如果不同组中反应的不变性不成立，则用总分描述一个人的特征是不合理的。当然，数据不会完美地拟合模型，但是考虑数据与模型的拟合对于总分的用途是很重要的。如果就某条目而言，数据与模型适度拟合，则 Rasch 分析可以使总分（下限为 0，上限为所有条目最高分之和）在测量中线性化。线性化的数值标志个体在单一维度连续统上的位置——该线性化的数值称为模型的参数，在单一维度的框架中可能只有一个参数。这个参数比原始总分更容易用于此后的方差分析和回归分析，原始总分存在地板和天花板效应。[224, 225]

RASCH 测量理论 (RASCH MEASUREMENT THEORY)

基于强大测量理论的一种实验性测量范例，为一组条目形成真实测量的程度提供证据基础。对等级量表中类别的排序进行经验性检验，如果不满足排序要求，则要求进一步实验。[224, 225]

RASCH 模型 (RASCH MODEL)

Rasch 模型以丹麦数学家 Georg Rasch(1901-1980)命名，是一个概率模型，用于评定一个人的某个变量，作为此人的能力和条目的难度两者的函数。能力和难度均由一个最小（最容易）到最大（最难）的连续统上的位置来定义。这个模型广泛应用于健康结局测量，将两分类或有序应答转化成具有区间样属性的线性尺度。该模型以对某一特定条目应答概率的 logit 变换为基础(logit(p)=ln[p/(1-p)])；如果一个条目有 50%的受访者通过或认可，那么它的 logit 等于 0。定义完整概念谱的一个尺度在-4logit 到+4logit 之间取值，对应于标准正态分布±4 个标准差的范围。在 logit 尺度低端的人能力低下，而在高端的人能力高强；相应地，难度在低端的条目，人们容易通过或认可，而在高端的条目，人们难以通过或认同。符合 Rasch 模型的条目形成一个总分，这个总分足以决定个人关于潜在概念的能力。当观察到的评定数据不拟合潜在的线性和等级模型时，需要探索误差来源。条目可能措辞不佳：例如，“你对很多事情都不关心吗?”或难以理解：“你认为自己冷漠吗？”。供选择的应答类别可能需要重新规定，使得被调查者能更好地区分它们。条目拟合度差的问题需要投入大量、实证和实验来解决。分析不能揭示问题的来源，只能发现问题。数据拟合 Rasch 模型只是一个必要条件，它并不是定义概念的充分条件，模型假设需要理论支持。事后判断应答是否拟合 Rasch 模型是非常好的探索方法；有些情形下必须这样做才能考虑其他相关解释，但还需要有相关实验证据的支持。[224, 225]

率 (RATE)

率是一个笼统的术语，有关某个结局或事件在特定人群和特定时间段中的发生频率。为便于解释，有时用单位人群中的一个数字来表示率。所有率都是比值；某些率是占比，分子包含在分母内，相当于频率；在流行病学中，有一种率的分母是人-时，称为强度；以人-时作为分母的率并不是占比或频率，而相当于单位时间内的频率。[5, 291]

评定量表 (RATING SCALE)

一个量度健康状态的量表，人们利用一个数值尺度（例如 0.0-1.0 或 0-100）为不同情况分配一个数字。该尺度上的最高数字对应于能够想象的最好健康状态，最低数字对应的则是能够想象的最差健康状态。健康状态在该尺度上彼此有序排列，状态的间距与状态间的偏好强度相匹配[181]。也请参见视觉模拟量表(VISUAL ANALOG SCALE)和数字评定量表(NUMERIC RATING SCALE)和语言评定量表(VERBAL RATING SCALE)。

比 (RATIO)

比是一个量除以另一个量所获得的结果。分母和分子的单位可以不同。[5]

回忆偏倚 (RECALL BIAS)

被比较的几个组对过去事件的不同回忆导致与真实的偏离。在病例对照研究中，相对于对照组，病例组对事件的回忆常有所增强，这会导致高估效应和结局之间的关系。[17]

接收者操作特征曲线 (RECEIVER OPERATING CHARACTERISTICS CURVE, ROC)

任何判别性测试，采用不同的分界值，就会产生不同的真阳性率和假阳性率；以真阳性率为纵坐标，假阳性率为横坐标，绘制的图形便是 ROC 曲线。换言之，ROC 曲线显示各分界值的灵敏度和特异度之间得失的权衡。理想的分界值可能为测试提供最高可能的真阳性率和最低可能的假阳性率，在几何上，这是最接近图形左上角的点（对应于 100% 灵敏度和 100% 特异度的理想分界值）。在一定程度上，理想分界值的选择取决于临床背景，也就是使用该测试的目的。ROC 曲线下的面积可作为该测试判别能力的总体估计，有时表示为准确性。ROC 曲线下的面积等于该测试正确分类为阳性或阴性的概率；曲线下的面积越大，表示准确性越高。实践中，较好的判别性测试，ROC 曲线下面积为 0.7 或以上，而无判别能力的测试，ROC 曲线下面积为 0.5。[292]

恢复 (RECOVERY)

在疾病、损伤或一段时期困难之后，回到或重获健康或正常状态的过程。[92]

恢复（精神健康） (RECOVERY (MENTAL HEALTH))

即使精神健康问题和精神疾病导致的限制仍在持续，有精神健康问题的人在他们生活中体验到的控制、意义和目的的个人过程，终极目标是过一种满意的、有希望和有贡献的生活。对于不同人，恢复包含不同内容。对于某些人，恢复意味着完全没有精神疾病症状。对于其他人，恢复意味着在社群中过充实的生活，学会与持续的症状共存。[293-295]

恢复（术后） (RECOVERY (POST-OPERATIVE))

通过重新控制生理、心理、社交和习惯功能，回归合乎标准的正常和完整的需能过程，从而恢复到手术前日常生活活动（独立或不独立）的水平，以及最佳心理健康水平。[296]

反映性概念 (REFLECTIVE CONSTRUCT)

见概念模型(CONCEPTUAL MODEL)。

回归系数（β） (REGRESSION COEFFICIENT （β))

对应于解释变量（自变量或 x）一个单位的变化或差异，结局（因变量或 y 变量）的变化或差异，是一个参数，称为回归系数。在线性关系中，它是反映 y 与 x 关联的直线的斜率。可通过斜率参数（β）除以其标准误来检验斜率是否非 0，这就是 t 检验。[3, 233]。请参见 β 系数(BETA COEFFICIENT)。

康复 (REHABILITATION)

康复是通过强化个人资源，应用和整合多种方法来优化个人能力，以实现和维持最佳功能，并最终增进健康相关生存质量的一种健康策略。康复应用在健康问题的全过程、所有年龄组、跨医院、康复机构和社区等护理连续体，以及跨健康、教育、劳动和社会事务等部门，目标是让经历或可能经历残疾的有健康问题的人实现和维持最佳功能。在此背景下的康复是以 WHO 的功能、残疾和健康一体化模型(ICF)为基础的。[297]

1. 肺部康复：针对有症状且时常减少日常生活活动的慢性呼吸疾病患者的循证及多学科的全面干预。被整合进患者个体化治疗的肺部康复是这样设计的：通过稳定或逆转此病的临床表现，来减轻症状、优化功能状态、增加参与，及减少健康照护费用。[298]

2. 癌症康复：癌症康复包括帮助癌症患者在癌症照护的连续过程中达到受限于疾病及其治疗的情形下最佳的身体、社会、心理和职业功能。[299]

相对有效性 (RELATIVE EFFECTIVENESS)

两个有效性估计量的比值，诸如两个效应量的比值。[50, 300]

相对风险 (RELATIVE RISK)

通常指暴露的个体所面临疾病风险与未暴露的个体所面临疾病风险的比值。相对风险也可定义为暴露的个体发生某事件或健康结局的概率与未暴露的个体发生该事件或健康结局的概率之比。[17] 它通常是纵向研究或队列研究所关注的参数，仅当结局罕见时，才可用 logistic 回归模型中的优势比作为近似值。

信度 (RELIABILITY)

测量对象（人或生物物理实体）未变时，某些条件下重复测量结果相同的程度：例如，用相同 PRO 量表的不同条目组来测定（内部一致性）、不同时间点测定（重测）、不同人在相同场合测定（评定者间）或相同的人（评定者或应答者）在不同场合测定（评定者内）。它表现为测量对象“真实”差异引起的方差在总测量方差中所占的的比例；其中，总测量方差包括真实变异（所关注的变异）和误差变异（包括随机误差和系统误差）。信度常有一些同义词，例如，可重现性、稳定性、一致性等，尽管大家认识到这些术语并没有被精确定义。[4, 46, 199]

储备 (RESERVE)

个体应对健康挑战所需要的生理和功能资源；[301] 它可以通过能力（人最多可做到的）和表现（日常活动中所做的）之间的差异来测量，代表在感到需要时可以唤起的潜在或休眠的能力。在大脑水平，大脑储备和认知储备之间存在区别，大脑储备被认为是大脑应对神经元损伤的潜在能力，通过大脑大小和突触数量等结构来测量；认知储备是通过多种大脑网络的募集和/或非主流认知策略的补偿，使表现最优化和最大化的能力。人们认为，认知储备是通过强化认知刺激来构建的，尤其在儿童期，它与教育、职业、智力和休闲活动有关。[301-303]

弹性 (RESILIENCE)

一个系统在变化和干扰前、中和后调整其功能的内在能力。弹性系统被定义为具备以下条件的系统：(1)迅速获取关于其环境的信息，(2)迅速调整其行为和结构，以适应变化的环境，(3)容易且充分地与他人沟通，和(4)广泛动员专业和物质支持的网络。[304, 305] 在个体水平，弹性是协调、管理和适应压力或创伤重要来源的过程。个体及其生活环境中的财产和资源有助于促进适应能力和面对逆境时的“反弹”。[306, 307]

响应者状态 (RESPONDER STATUS)

见治疗获益(TREATMENT BENEFIT)。

反应转移（RESPONSE SHIFT）

一个人对目标概念自我评估的涵义发生变化，原因是：(a)应答者内在的测量标准变化（心理计量学术语称尺度重新校准）；或(b)应答者的价值观（构成目标概念的诸多领域的重要性）变化；或(c)重新定义目标概念（概念重建）。[39]

1. **重新校准(RECALIBRATION)**：一个人改变了价值感知，导致给一个健康状态的赋值或评定发生变化，而并非体验的真实变化。[39]

2. **优先级调整(REPRIORITIZATION)**：反应转移的一种类型。在评估生存质量时，人们所重视的内容发生了变化。[308, 309]

3. **概念重建(RECONCEPTUALIZATION)**：反应转移的一种。由于重新定义目标概念（即概念重建），导致对目标概念的自我评估的涵义发生了变化；这可使用统计学中的结构方程模型来检出；或者，生存质量的个体化测量也可以检出，患者感觉影响其生存质量的领域，随着时间的推移有所不同。[39]

反应度（RESPONSIVENESS）

见变化(CHANGE)。

回顾性（RETROSPECTIVE）

考察过去某特定时期内所发生的众多事件。这种类型的观察可用于病例-对照研究和某些类型的队列研究；对于队列研究，历史队列研究这一术语比回顾性队列研究更可取。[17]

风险因素（RISK FACTOR）

与特定疾病、损伤或身体、精神问题的风险增高有关，或能导致风险增高的任何因素，包括社会因素（例如家庭暴力）、经济因素（例如贫困）、生物因素（例如乳腺癌遗传基因）、行为因素（例如吸烟）或环境因素（例如贫民窟、污染）等。[12]

S

尺度 (SCALE)

一个当其仅用来描述条目的应答类别时，却常被错误地用来表示一个量表或问卷的术语。也请参见测量尺度(MEASUREMENT SCALE)。[51]

概况性评价 (SCOPING REVIEW)

用于文献综述的众多方法之一。概况性评价与系统评价有点相似，但在一些重要方面有所不同。概况性评价的问题更具有探索性质，通常旨在考察特定领域研究活动的程度、范围和性质，未必提取数据或尝试评估其质量。概况性评价提供某个主题领域内现有文献的概况，可能指向系统评价会有所帮助的若干领域或发现缺乏文献的某些领域。评价的过程是反复递进的，被用于估计某个问题的文献数量和检索成本。在待检索主题跨学科时，概况性评价的需求较大。[310, 311]

筛查 (SCREENING)

在疾病自然史的早期阶段，或不太严重阶段，利用一些测试手段帮助诊断疾病或疾病前兆。筛查的假设是接受筛查的人因为无症状或无明显的疾病表现而被假定为正常。筛查不同于病例发现、症状诊断，即使它们可能使用相同的测试手段。对于存在有效干预，且早期干预能够改善结局的情形，是值得筛查的。如果筛查测试能较早识别疾病，且该测试可用、可负担和可接受，则此疾病为健康优先，筛查的获益超过成本。[5]很多癌症建议纳入筛查；但对某些并无有效治疗的致命神经系统疾病进行筛查则存有争议，由个人决择。[312]

二级预防 (SECONDARY PREVENTION)

见预防(PREVENTION)。

第二人生 (SECOND LIFE)

第二人生由位于 San Francisco 的 Linden Labs 公司于 2003 年创造，是一个在线虚拟真实世界，用户（称为居民）在其中创造他们自己的虚拟自我（称为虚拟化身），在模拟3-D环境中互动，名副其实地过着虚拟的“第二人生”。它有一些健康相关的应用，包括教育、健康意识、支持小组，甚至招募真实受试者到研究项目中。对于残疾人，这是一个有趣的环境，能让他们获得在“真实”世界中无法得到的体验。有证据显示，在虚拟世界中学到的行为有可能转移到“真实”世界中。[313]

自我效能 (SELF-EFFICACY)

个体感知的自我效能指个体的信念，相信自己有能力做一番行动，来改变影响其生活的一些事件。自我效能信念决定人们如何感受、思考、激励自己和行为举止。[32, 314]

自我管理 (SELF-MANAGEMENT)

个人管理其与慢性病共存中的症状、治疗、生理和心理影响以及生活方式改变的能力。自我管理包括4项活动：(i)参与促进健康和构建生理储备的活动，如运动、合理营养、社会活动和睡眠；(ii)与健康照护提供者和系统互动，并遵从他们推荐的治疗方案；(iii)定期监测身体和情绪状态，根据症状和体征作适当调整；和(iv)管理疾病对重要角色功能，情绪和自尊，以及与他人关系等方面的影响。最为著名的自我管理计划是来自美国的 Stanford 自我管理计划(Stanford Self-Management Program)[315]、来自英国的专家患者计划(Expert Patient Programme)[316]和来自澳大利亚的 Flinders。[317]所有这些计划都旨在促进患者自主应对疾病，达到最佳生存质量水平。[315-320]

自评健康 (SELF-RATED HEALTH)

一个人如何根据自身的感知、体验和参照系来评估自己的健康；常见的应答选项有：极好、较好、好、一般、差(EVGGFP)；或者0到100或0到10的视觉模拟尺度(VAS)。[321-323] 也请参见一般健康感知(GENERAL HEALTH PERCEPTION)。

灵敏度 (SENSITIVITY)

当特定疾病或问题真的存在于某患者时，一种诊断技术能够检出的概率；它的计算方法是：根据金标准或参照性检测，确实有病的患者中，某项测试的得分在阳性（或感染）范围内的人数所占比例；也称为真阳性率，1-灵敏度是假阴性率。[76]也请参见特异度(SPECIFICITY)。

敏感性分析 (SENSITIVITY ANALYSIS)

将决策分析或经济分析涉及到的众多因素孤立起来，一一进行数学计算，以显示每个因素对于整个分析结局的影响程度。它度量概率分布的不确定性。[180]

性别 (SEX)

指区分男性和女性的生物学特征，诸如解剖学特征（例如人体尺寸和体型）和生理学特征（例如激素活动或器官功能）。[39]

体征 (SIGN)

一些医学事实或特征的客观迹象，可通过患者的体格检查来检出；例如，关节肿胀是炎症的体征。[120]

单一条目测量 (SINGLE ITEM MEASURE)

已证实可准确评估某个概念的单个问题。[324, 325]

单一受试者（病例）设计 (SINGLE SUBJECT (CASE) DESIGN)

单一对象的试验研究类型。当个体间变异大，以个体内部的变异性为研究目标时，这种设计非常适合研究行为的变化。[326]

滚雪球抽样 (SNOWBALL SAMPLING)

以应答者为驱动的一种抽样类型，适用于选择“隐蔽”人群的成员进入研究；有时用于从难以接近的人群中获得数据，诸如吸毒者或健康从业者之类的特定群体。目的是利用每个人来识别其同类人。一个密切相关的方法是网络抽样，要求一个人在他们的社交网络中识别与其具有或不具有相似特征的人。这些类型的非随机抽样可以提高功效，但不能用于估计总体参数，因为样本代表总体的程度无法估计。[65]

社会赞许性偏倚 (SOCIAL DESIRABILITY BIAS)

受试者需要以社会认可的方式回答问题。这种偏倚可源于问题的措辞，致使人们说实话会感到不舒服。因此，在撰写某个属于社会赞许性的提问时，很重要的是条目措辞能让受试者承认做了自己认为不该做的事情（或者没做自己认为该做的事情）。这种偏倚也可能源于人格特质，有些人喜欢根据其认为比较被接受的内容来提供答案，因为他们希望自己像个“好”人。偏倚的第一来源可通过良好的问题设计来最小化；偏倚的第二个来源可能需要度量这种倾向，以帮助众多反应的解读。[90, 327, 328]

健康的社会决定因素 (SOCIAL DETERMINANTS OF HEALTH)

人们出生、成长、生活、工作和变老，以及所实施的处理疾病的系统等环境，反过来受一组更广泛力量的影响：经济、社会政策和政治。[165]

社会环境 (SOCIAL ENVIRONMENT)

影响个人或社群生活的社会与文化体系、规范、模式、信念和过程的组合。它包括与家人、朋友、同事和社群中其他人的互动，以及文化态度、规范和期望。它涵盖学校、邻里、工作场所、企业、宗教场所、保健设置、娱乐设施和其他公共场所等环境中的社会关系和政策。它包括社会层面的健康相关行为（例如，吸烟、药物滥用、体育活动）。它也涵盖执法部门（例如，有或无社区警察）以及政府和非政府组织之类的社会体系。[256]

社会流行病学 (SOCIAL EPIDEMIOLOGY)

根据社会、心理、经济和公共政策信息，研究群体的健康和疾病，并使用这些信息确定和建议公共卫生问题的解决方案。[105]

社交功能 (SOCIAL FUNCTION)

以内容和社交皆适宜的方式与人们进行基本和复杂交往所需的行动和任务；社交功能与社会支持相关联，因为社交功能好的人可能会有强力的社会支持系统，适当时可用作应对机制。[7]

健康的社会梯度 (SOCIAL GRADIENT IN HEALTH)

从社会经济谱的顶部落到底部，即世界上穷人中的最穷、健康状况最差者。这是一个全球现象，在低、中和高收入国家均可见。在一些国家内，有证据显示，一般个体的社会经济地位越低，他们的健康状况越差。[165]

社会整合社区 (SOCIAL INTEGRATED COMMUNITIES)

社区为他们的成员提供机会的程度。这类机会使他们通过正规地增多积极参与，来增加个人和家庭的资源。[69]

社会整合 (SOCIAL INTEGRATION)

个人参与广泛社会关系的程度。社会整合度高的人的寿命较长，并且通过较多样化的自我概念（配偶、父母、朋友、同事、小组成员等）在感到压力时可调用较多样化的资源库以及较好的社交质量和数量，来体验其他健康效益。多样性作为压力事件和高质量社交之间的的缓冲器，可以减少消极情感，增多积极影响。[69]

社会参与 (SOCIAL PARTICIPATION)

个人参与和社会或社区中其他人互动的活动[329]；一个人在自己的环境（如学校、工作场所、邻里）中实现自己生活习惯的一种方法。[330]

社会支持 (SOCIAL SUPPORT)

表达一种个人关系，以依恋、亲密、互惠和团结感为特征。社会支持不是一个变量，而是一个过程，它不是可以被一方分发给另一方的商品或资源。社会支持发生在一个支持性、无威胁且允许创造性的环境中（广义而言）。社会支持可以采用情感支持、工具性的或有形的实际支持形式，可以是协助或物质援助、信息支持、陪伴或确认个体行为或感受符合社会规范等。[69]

悲伤 (SORROW)

对疾病或伤害所带来损失的一种自然反应；有时不同于丧亲之痛，它针对的是生活方面的损失。难过和悲哀的情境发生时，人的功能正常。[331]

SPEARMAN 秩相关 (SPEARMAN RANK ORDER CORRELATION)

见相关系数（CORRELATION COEFFICIENT）。

特异度 (SPECIFICITY)

在先前确定为无特定疾病的人中间，新诊断测试的得分落在阴性（未感染）范围内的人数所占的比例；也称为真阴性率；1-特异度是假阳性率；在筛查背景下，假阳性率高（实际未患某病的人，被告知可能患此病）比假阴性率高（实际患某病的人，被告知可能未患此病）更容易接受。[76] 也请参见灵敏度(SENSITIVITY)。

标准博弈法 (STANDARD GAMBLE)

用于测量效用的一种经典方法，由效用理论的基本公理推导而来。要求被调查者在一个假设的情况下在两个可能结局之间进行选择。结局 A 是不确定的，包含两个可能的健康状态，各有一个发生的概率。结局 B 是确定的，具有100%发生的概率。例如，要求被调查者想象他患慢性肾衰，正在接受透析治疗。结局 A 是关于肾移植的博弈，带来完全健康状态的概率是 p，而立即死于手术的概率是 $1-p$；结局 B 是在他的剩余生命中继续透析，具有完全确定性。[181]

标准差 (STANDARD DEVIATION)

描述一组数字分散程度的一个度量，计算方法：这些数值与其均数离差平方的算术平均数的平方根。[332]

标准误 (STANDARD ERROR)

作为总体均数真值的估计值，样本均数具有变异性；人们用标准误来度量样本均数的变异性。它等于标准差除以样本量的平方根。它可用于描述一个区间，我们以给定的置信水平断言总体均数的真值处于其中。标准误用于统计推断，并非描述性统计量，因此在描述样本的观测数据时，不应报告标准误，而应报告描述性统计量标准差。[239] 在统计建模中，它是被估计参数的标准差。

测量标准误 (SEM) (STANDARD ERROR OF MEASUREMENT, SEM)

度量重复测量值之间差异的指标。计算方法：组内相关系数(ICC)公式中误差方差的平方根。[2]

标准化反应均值 (STANDARDIZED RESPONSE MEAN)

度量效应量大小的指标。计算方法：平均变化量除以变化量的标准差。[50]

统计学意义 (STATISTICALLY SIGNIFICANT)

基于统计检验的结论，所观察到的结果不太象单纯偶然发生的。[275]

阶梯设计（STEPPED WEDGE）

随机化试验设计的一种类型，在若干个时间段内，对参与者（个体或群体）序贯地实施一种干预。研究结束时，所有参与者都接受了干预。一个关键特征是参与者接受干预的次序是随机化的（见附图）。当预计这种干预带来的利大于弊时（平行设计，令某些参与者不接受这种干预，是不道德的）和/或当存在资源或培训问题，以致所有参与者不能同时进入干预时，这种设计尤其适宜。数据分析关注时间对干预有效性影响的建模。这是适合实施科学或知识转化的设计之一。[333, 334]

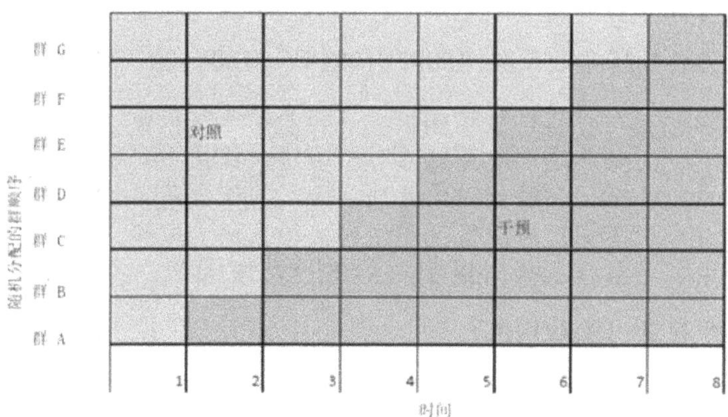

结构方程模型（SEM）（STRUCTURAL EQUATION MODELING, SEM）

一套复杂的多变量统计学方法，用于检验众多理论模型与数据的拟合程度；SEM 包括 2 个基本部分：一个测量模型，采用因子分析；一个结构模型，采用通径分析。当认识到任何单一测度不能充分代表复杂概念时，SEM 用一些潜变量来表达所关注的那些概念，而相关指标的共性是较好的象徵。[54, 335]

结构效度（STRUCTURAL VALIDITY）

一个测量工具的评分充分反映待测量概念众维度间关系的程度。[46]

结构化评价（STRUCTURED REVIEW）

文献评价的一种形式。结构化地明确规定文献检索、选择、数据提取和评判标准，但是主要由一名评价者进行[336, 337] 也请参见系统评价(SYSTEMATIC REVIEW)。

分量表 (SUBSCALE)

很多测量工具是多维度的，设计来测量多个概念，或单一概念的多个领域。在此种情况下，可构建分量表，将来自一个量表的各种条目组合成分量表。虽然一个分量表可能只包括单一条目，但是多数情况下，分量表包括多个条目，合并为一个复合得分。这些分量表的数值提供个体特征的多个侧面。[338]

优效性研究或试验 (SUPERIORITY STUDY OR TRIAL)

一种随机对照试验，旨在显示某种实验性治疗在统计学和临床上优于有效的对照治疗；在使用安慰剂不符合伦理或不适宜时使用优效性试验。零假设是实验组与对照组并无不同，对立假设是这种实验性治疗较优。[232] 也请参见非劣效性试验(NON-INFERIORITY TRIAL)。

幸存者 (SURVIVOR)

经历一个通常可致命的健康问题而存活下来的个体；用于卒中幸存者或癌症幸存者。对于癌症幸存者，一个人何时成为幸存者尚有争议；有些人认为，诊断为癌症的患者,生活平稳，成为幸存者；另一些人认为，主要治疗结束才成为幸存者。[52]

幸存者照护 (SURVIVORSHIP CARE)

癌症幸存者照护的一个特殊阶段，包括 4 个部分：(1) 预防和检出新发癌症和复发癌症；(2) 监测癌症扩散、复发或第二个癌症；(3) 干预癌症及其治疗的影响；和(4) 专科医生和基本照护提供者之间的协调，以确保所有幸存者的健康需求得到满足。[52]

幸存者研究 (SURVIVORSHIP RESEARCH)

儿童和成人癌症幸存者中，癌症诊断及其治疗的生理、心理、社会和经济等方面后遗问题的研究。它也包括健康照护提供、获取和随访等内容，因为这些与幸存者都有关联。[52]

症状 (SYMPTOM)

患者所持有或注意到的、可能表明存在疾病或异常的一个认知、信念或异常感觉。症状只可通过患者报告结局(PRO)来测量。症状有强度、频率、持续时间、本质、影响和困扰等多个维度。[223, 255]

综合征 (SYNDROME)

一组体征和症状，它们一起出现，表示一种特定的异常。[92]

综合 (SYNTHESIS)

在这里，综合意味着关于某主题的较大知识体系内，多项个别研究所发现结果的整合。使用定量和/或定性的方法所作的综合，必须可重现，且其方法是透明的。可采用系统评价的形式，遵照 Cochrane Collaboration 开发的方法，通过会议或专家小组讨论，或定性、定量结果的综合，生成结论。现实主义综合、叙述性综合、meta 分析、meta 综合和实践指南等都是综合的不同形式。[108]

系统评价 (SYSTEMATIC REVIEW)

整理符合预定合格标准的经验性证据，来回答一个特定的科研问题。这需要利用能最大限度地减小偏倚、明确而系统的方法学，以提供众多可靠的研究发现，从中得出结论和决策。系统评价的关键特征包括：(1)目的明确，具有预先规定的合格标准；(2)方法学清楚，可重现；(3) 彻底检索已有的研究，系统地识别所有符合预定合格标准的研究报告；(4)就所包含研究，评估其发现的真实性（例如，评估偏倚的风险）；和(5)系统展示和综合所包含研究的特征及其发现。很多系统评价还包括 meta 分析。[336, 337, 339] 见 Meta 分析（META-ANALYSIS）。

T

远程监护 (TELECARE)

可帮助个体在家中保持独立生活的一套关于监测和响应的综合照护设备。常见的范例包括探测到跌倒、火灾或煤气时向响应中心发出警报；生命体征监测，提供病情恶化的早期预警，促使家人或专业人士作出反应。[12]

远程健康 (TELEHEALTH)

通过通信技术提供与健康有关的服务和信息。[12]

远程医学 (TELEMEDICINE)

使用互动性音视频和数据通讯的医疗实践，包括提供医学照护、诊断、咨询和治疗，以及健康教育和传输医学信息。[12]

三级预防 (TERTIARY PREVENTION)

见预防(PREVENTION)。

重测信度 (TEST-RETEST RELIABILITY)

评估量表信度的一种方法，在两个不同的时间或场合，用相同的量表测量相同的个体，然后评估两个得分之间的一致性。这种评价信度的方法仅适用于量表测量的现象在两次测量之间已知是比较稳定的情况。如果被测量的现象随时间推移而大幅波动，则重测的办法可能会显著地低估信度。在使用重测信度的过程中，研究者需要考虑实践效应（例如，记忆效应）的可能性，它会人为地放大信度的估计值。[18, 338]

之后测试方法 (THEN-TEST)

一种用设计的办法来评估内在标准变化的方法（内部标准变化是反应转移的一部分）。在纵向观察性研究或临床试验的背景下，要求患者在每次访问时（例如，治疗前和治疗后）就他们的健康或生存质量的某些方面填写一份问卷。在随访评估时，要求患者完成治疗后的评定，同时也要求患者基于其当前的标准，重新审视此前的评定。使用相同的的内在标准，完成两个评定，即治疗后评定和更新版的治疗前评定；比较原版的治疗前评定和更新版的治疗前评定，这两个版本之间的差异，可以认为是反应转移的一个测量指标。[308]

理论（THEORY）

与若干重要问题相关联的一套有组织、启发性、连贯和系统的论述，作为一个有意义的整体，互相交流。它描述观察结果，总结当前证据、提议、解释，并提出可检验的假设。它是为了描述、解释、预测和控制现象而发现或发明的现实的各个方面的象征性描述。简而言之，它类似于路线图，因此具有特别的系统性。[221，222]

时间权衡法（TTO）（TIME-TRADE-OFF，TTO）

对非完美健康状态偏好的一种测量方法，此方法要求患者将该非完美健康状态的寿命年数折取完美健康状态的较短寿命年。等值的完美健康状态年数与非完美健康状态较长寿命年的比值提供对该非完美健康状态偏好的度量。[180]

工具（TOOL）

见工具(INSTRUMENT （TOOL))。

跨学科（TRANSDISCIPLINARITY）

无视思考和解决问题的方式之间传统界限的学术探究的哲学概念。人们认识到所面对的很多问题的固有复杂性，逐渐形成了一个概念框架，要团结与动员所有相关的科学和学术领域：物理学、生物学、社会和行为科学、伦理学、道德哲学、通讯科学、经济学、政治学和人文科学。很多公共卫生问题本质上需要跨学科方法。与全球环境变化相关的社会、人口统计和人类健康问题要求最大程度的跨学科。此方法的优势是创造“新科学”，思考和解决问题的多种方式并非业已存在，而要从共同智慧中开发出来。

转化学习（TRANSFORMATIVE LEARNING）

关于成人学习的一种理论。用于理解当成人遇到新的挑战（如被诊断患有慢性或新的健康问题而要带病生存）时，他们生活观改变或转化的过程。这是一个动态的过程，意味着新经验产生时的成长和学习，并导致疾病体验和自我的重构，促成新的规则、行为、感受、信念、观点和身份。转化学习与反应转移有很多相似和差异。反应转移关注理论开发、定量和定性检出方法以及在临床实践和研究中的应用。转化学习关注带病生存情况下的适应和个人成长。反应转移现象不一定在个人意识之中，而转化学习则是明确定义为开发新的个人现实的批判性反思过程。[340]

可译性评估（TRANSLATABILITY ASSESSMENT，TA）

评估一个测量工具可以被有意义地翻译为另一种语言的程度，其中“有意义”意味着翻译在概念上等价于源文本，且在文化和语言上适合目标国家。在翻译前进行可译性评估，以发现翻译的困难。发现一些困难后，可采用以下解决办法：(a)改变源语言中条目的原始措辞；或(b)保留源语言中的原始措辞，但提供另一种说法，以此为基础作目标语言的翻译。[2, 341]

治疗获益（TREATMENT BENEFIT）

对患者生活中的感受或功能有意义方面所起的有利作用，或对患者生存的有利作用；这里，“有意义方面”是指受疾病影响的某个健康方面；这种有利作用表现为患者如何感受或发挥功能、患者关心并且希望被预防、改善或不会恶化等等。这种有利作用应发生在患者的日常生活中，而不只是在检测情况下做特定任务（患者在日常生活中不太可能做或不希望做的任务）时的变化。提议这种测试的研究者需要说明它对于患者生活的意义，在缺乏表面效度的情况下尤其如此。[55, 342]定义治疗获益的标准可用于临床试验中定义阳性反应者的状态。

I 类错误（TYPE I ERROR）

当两种治疗实际上并无差异时，错误地声称其存在差异。[17]

II 类错误（TYPE II ERROR）

当两种治疗实际上存在差异时，未能检出差异。[17]

U

全民医保（UNIVERSAL COVERAGE）

健康照护筹集资金的一种途径，确保所有人都能获得所需健康服务（预防、促进、治疗和康复），不因需要付费而面临破产。同义词：全民健康覆盖，社会健康保障。[343]

效用（UTILITY）

个体或社会对任何特定的一组健康结局的偏好。[181]

效用量表（UTILITY SCALE）

反映对众多不确定结局偏好强度的量表。[181]

效用理论（UTILITY THEORY）

它是一组假定，有关如何在一个连续统（从偏好到漠不关心）上定量人们的选择和决定。[344]

V

效度 (VALIDITY)

系统误差相对较少。在测量的概念无金标准或真值的情形下，效度这一术语演变为表示根据测试结果可以就某个人得到什么结论。效度并不是测试或评估的属性，而是测试所得评分的意义。综上所述，效度是量表所得评分的解读受证据和理论支持程度的一个全面评估。简而言之，它是一项测试或评估如实测量它应测概念的程度。[4, 345]

评价 (VALUATION)

用于引出人们对健康状态的价值观或偏好的过程；文献中描述了多种方法，例如标准博弈法、时间权衡法、评定量表法和支付意愿法。[346]

价值 (VALUE)

个体思维、感受、信念和态度的基础。[12] 人们已认定了价值的 4 大类：(i)伦理学价值，有关平等、自由、诚实和负责；(ii)心理学价值，有关认知或情感善良；(iii) 社会价值，有关改善众人或全社会生活，或实现社会所期待个人尽责的任何事情；和(iv)经济价值，诸如有效地赚钱、理财和消费的能力。[347-349]

价值量表 (VALUE SCALE)

对确定性结局偏好程度的测定量表。[181]

语言评定尺度 (VRS) (VERBAL RATING SCALE, VRS)

有序分类尺度，每个应答选项由形容词组成。对于不同疼痛水平，选项“无疼痛”、“轻度疼痛”、“中度疼痛”、“重度疼痛”、“极度疼痛”和“不堪想象的最强烈疼痛”构成一个 6 分类 VRS 尺度(VRS-6)。VRS 尺度的长度通常为 4 到 7。通过为每个应答选项分配数字(0-6)来给这些形容词评分。这种尺度也称为语言疼痛尺度(Verbal Pain Scale, VPS)、语言描述尺度(Verbal Descriptor Scale, VDS)或简单描述尺度(Simple Descriptor Scale, SDS)。[235]

视觉模拟尺度 (VAS) (VISUAL ANALOG SCALE (VAS))

视觉模拟尺度(VAS)是在一个连续统上作数字评定的应答形式。经典的 VAS 为一条长约 10cm 或 20cm 的线段，两端代表最极端值。线段可以是水平抑或垂直的。例如，测量手术后疼痛的一个条目，两端分别标志“无疼痛”和“不堪设想的疼痛”；指导应答者在这条线段上，找到恰当代表其所体验疼痛的一个点后，打个勾或叉子；完成后，评分者需要使用尺子来量出 VAS 评分。象在温度计上作标记那样的类似 VAS 的方式，就不需要手工计分；EQ-5D 健康状态条目就是温度计式 VAS 的一个例子。[149, 235, 350]

W

基于网络干预 (WEB-BASED INTERVENTION)

供寻求健康或心理健康相关协助的用户使用的、一种自我引导的干预计划，借助在网站上操作的、规范的在线计划来执行。干预计划试图通过提供适宜的健康相关资料和使用基于网络的交互式组件，使用户发生积极变化和/或改善/增进知识、意识和理解。[351]

体重相关生存质量 (WEIGHT-RELATED QUALITY OF LIFE)

超重对充实生活的能力的影响，从而影响生存质量。[352，353]

全面健康 (WELLNESS)

个体和群体的最佳健康状态。有两个关注重点：实现个体生理、心理、社会、精神和经济方面最大的潜力，以及实现一个人在家庭、社区、宗教界、工作场所和其他环境中的角色期望。[32]

安康 (WELL-BEING)

与自我实现、独特个体、完全功能和最佳发展等意义相联系的一个概念；安康植根于快乐、生活满意和积极情感等概念。它的核心维度包括生活目的、个人成长、与他人的积极关系、环境掌控、自我接受和自主。[123，354]

支付意愿 (WILLINGNESS-TO-PAY)

在健康结局的背景下，它是一个人为避免不利结局或获得积极结局所愿意支付的最大金额；通常将它与已知能产生预期结局的某些事物（如药物、测试或方法）的实际成本相对照。

WILSON-CLEARY 模型 (WILSON-CLEARY MODEL)

患者结局分类的一个概念和模型。按照所代表的基本健康概念分类，并提出不同健康概念间的特定因果关系，从而整合生物医学模型和生存质量。认识到个人因素（症状夸大、动机、个性、价值观和偏好）和环境因素（心理支持、社会支持、经济支持和一些非医学因素）的影响，健康相关生存质量的各组成部分按照生物和生理变量、症状、功能、健康观和生存质量等联系在一起。这个模型与 WHO 的 ICF 的生物-心理模型有密切关联，其中的生物学变量和症状可归类为损伤，功能包括活动和参与等领域。[118, 355]

世界卫生组织（WHO）（WORLD HEALTH ORGANIZATION（WHO））

联合国(UN)的一个代理机构，位于瑞士日内瓦，主要作用是指导和协调国际健康。成立于 1948 年，它的工作范围包括健康系统、全生命周期的健康促进、非传染性疾病、传染性疾病、预案、监测和响应。见健康(HEALTH)。

Y

肯定性倾向 (YEA-SAYING)

受访者表示同意（而非不同意）的倾向；整体上同意一些陈述，或意识到社会的舆论而表示同意。也称为默认偏倚。[152] 见默认偏倚(ACQUIESCENCE BIAS)。

Z

Z-得分 (Z-SCORE)

将变量转换为平均值为 0、标准差为 1 所获得的标准评分。计算方法：测试中观察到的评分减去总体平均值后，除以总体标准差。[2, 5]

REFERENCE LIST

1. Landau SI. Dictionaries: The Art and Craft of Lexicography. 2nd ed. Press Syndicate of the University of Cambridge; 2001.
2. de Vet HC, Terwee CB, Mokkink LB, Knol DL. Measurement in Medicine. Cambridge University Press; 2011.
3. Everitt BS. Cambridge Dictionary of Statistics. 3 ed. United Kingdom: Cambridge University Press; 2006.
4. Streiner DL, Norman GR. Health Measurement Scale: a practical guide to their development and use. Fourth ed. Oxford; 2008.
5. Porta M. A Dictionary of Epidemiology. 5th ed. Oxford University Press; 2008.
6. Sackett DL. Bias in analytic research. J Chronic Dis 1979;32(1-2):51-63.
7. WHO. International Classification of Functioning, Disability and Health. Second revision. ed. Geneva: 2001.
8. Katz S, Ford AB, Moskowitz RW, Jackson BA, Jaffe MW. Studies of illness in the aged. the Index of ADL: A standardized measure of biological and psychosocial function. JAMA 1963;185:914-919.
9. Weiss DJ, Kingsbury GG. Application of computerized adaptive testing to educational problems. Journal of Educational Measurement 1984;21:361-375.
10. World Health Organization. Adherence to Long-Term Therapies- Evidence to Action. 2003.
11. American Cancer Society. American Cancer Society. http://www.cancer.org/ . 2011.
12. NHS Care Records Service- Single Assessment Process. Glossary of Health, Social Care and Information Technology. 2011.
13. VandenBos GR. APA Dictionary of Psychology. Washington DC: American Psychological Association; 2007.

14. Oxford Dictionaries. The Oxford Dictionary. Oxford University Press; 2010.

15. Graciano WG, Torbin RM. Agreeableness. In: Leary MR, Hoyle RH, editors. Handbook of Individual Differences in Social Behavior. New York: Guilford Press; 2009:46-61.

16. Fleiss J. Statistical Methods for Rates and Proportions. 2nd ed. New York: John Wiley & Sons; 1981.

17. Gordis L. Epidemiology. 3rd ed. Philadelphia, PA: Elsevier Saunders; 2004.

18. de Vet HC, Terwee CB, Mokkink LB. Measurement in Medicine: A Practical Guide. New York: Cambridge University Press; 2011.

19. Health Insurance Portability and Accountability Act. HIPAA Glossary. http://healthcare.partners.org/phsirb/hipaaglos.htm#g3), 1996.

20. Marin RS. Apathy: a neuropsychiatric syndrome. J Neuropsychiatry Clin Neurosci 1991;3(3):243-254.

21. Robert P, Onyike CU, Leentjens AF et al. Proposed diagnostic criteria for apathy in Alzheimer's disease and other neuropsychiatric disorders. Eur Psychiatry 2009;24(2):98-104.

22. Starkstein S. Apathy and Withdrawal. Int Psychogeriatr 2000;12:135-137.

23. Lourenco CB. Apathy in Stroke: Conceptualization, Measurement, and Impact. McGill University; 2014.

24. Rapkin BD, Schwartz CE. Toward a theoretical model of quality-of-life appraisal: Implications of findings from studies of response shift. Health Qual Life Outcomes 2004;2:14.

25. Stanford Encyclopedia of Philosophy. Stanford California: 2010.

26. Guillemin F, Bombardier C, Beaton D. Cross-cultural adaptation of health-related quality of life measures: literature review and proposed guidelines. J Clin Epidemiol 1993;46(12):1417-1432.

27. Cook KF, Victorson DE, Cella D, Schalet BD, Miller D. Creating meaningful cut-scores for Neuro-QOL measures

of fatigue, physical functioning, and sleep disturbance using standard setting with patients and providers. Qual Life Res 2015;24(3):575-589.

28. UCLA: Institute for Digital Research and Education. Regression with SAS: Simple and Multiple Regression. http://www.ats.ucla.edu/stat/sas/webbooks/reg/chapter1/sasreg1.htm), 2015.

29. Simon Day. Dictionary for Clinical Trials. Second Edition ed. Welwyn Garden City: Roche Products Limited; 2007.

30. US National Library of Medicine: National Institutes of Health. http://www.nlm.nih.gov/ . 2012.

31. Eton DT, Ramalho de OD, Egginton JS et al. Building a measurement framework of burden of treatment in complex patients with chronic conditions: a qualitative study. Patient Relat Outcome Meas 2012;3:39-49.

32. WHO Glossary. http://www.who.int/health-systems-performance/docs/glossary.htm . 2000.

33. Smith BJ, Tang KC, Nutbeam D. WHO Health Promotion Glossary: new terms. Health Promotion International 2006;21(4):340-345.

34. WHO. Glossary of globalization, trade and health terms. http://www.who.int/trade/glossary/en/ . 2011.

35. Schlesselman JJ, Stolley PD. Case-Control Studies. Design, Conduct, Analysis. Monographs in Epidemiology and Biostatistics. New York, Oxford: Oxford University Press; 1982:7-26.

36. Mayo NE, Goldberg MS. When is a case-control study a case-control study? J Rehabil Med 2009;41(4):217-222.

37. Mayo NE, Goldberg MS. When is a case-control study not a case-control study? J Rehabil Med 2009;41(4):209-216.

38. Schwandt TA. Qualitative Inquiry: A Dictionary of Terms. SAGE Publications Inc; 1997.

39. Sprangers MA, Schwartz CE. Integrating response shift into health-related quality of life research: a theoretical model. Soc Sci Med 1999;48(11):1507-1515.

40. Fayers PM, Hand DJ. Factor analysis, causal indicators and quality of life. Qual Life Res 1997;6(2):139-150.

41. Fayers P, Machin D. Quality of Life: The Assessment, Analysis, and Interpretation of Patient-reported Outcomes. 2 ed. Wiley; 2007.

42. Rothman KJ. Causes. Am J Epidemiol 1976;104(6):587-592.

43. Fayers PM. Causal Variables in Quality of Life Measurement. Open University Press; 1997.

44. Beaton DE. Understanding the relevance of measured change through studies of responsiveness. Spine (Phila Pa 1976) 2000;25(24):3192-3199.

45. Jaeschke R, Singer J, Guyatt GH. Measurement of health status. Ascertaining the minimal clinically important difference. Controlled Clinical Trials 1989;10:407-415.

46. Mokkink LB, Terwee CB, Patrick DL et al. The COSMIN study reached international consensus on taxonomy, terminology, and definitions of measurement properties for health-related patient-reported outcomes. J Clin Epidemiol 2010;63(7):737-745.

47. Norman GR, Sloan JA, Wyrwich KW. Interpretation of changes in health-related quality of life: the remarkable universality of half a standard deviation. Med Care 2003;41(5):582-592.

48. Hrobjartsson A, Gotzsche PC. Is the placebo powerless? An analysis of clinical trials comparing placebo with no treatment. N Engl J Med 2001;344(21):1594-1602.

49. Terwee CB, Dekker FW, Wiersinga WM, Prummel MF, Bossuyt PM. On assessing responsiveness of health-related quality of life instruments: guidelines for instrument evaluation. Qual Life Res 2003;12(4):349-362.

50. Liang MH, Larson MG, Cullen KE, Schwartz JA. Comparative measurement efficiency and sensitivity of five health status instruments for arthritis research. Arthritis & Rheumatism 1985;28(5):542-547.

51. Sloan JA, Aaronson N, Cappelleri JC, Fairclough DL, Varricchio C. Assessing the clinical significance of single items relative to summated scores. Mayo Clin Proc 2002;77(5):479-487.

52. From Cancer patient to Cancer Survivor: Lost in Translation. Glossary of Common Cancer Terms. www.iom.edu . 2006.

53. Wagner EH, Austin BT, Von KM. Organizing care for patients with chronic illness. Milbank Q 1996;74(4):511-544.

54. Kilne RB. Principles and Practices of Structural Equation Modeling. Second ed. New York: Guilford Press; 2005.

55. Federal Drug Administration (FDA). Patient Reported Outcome Measures: Use in Medical Production Development to Support Labeling Claims. 2009.

56. Mayo NE. Randomized Trials and Other Parallel Comparisons of Treatment. In: Bailar JC, Hoaglin DC, editors. Medical Uses of Statistics. 3rd ed. Hoboken, New Jersey: A John Wiley & Sons, Inc & The New England Journal of Medicine; 2009:51-89.

57. Willke RJ, Burke LB, Erickson P. Measuring treatment impact: a review of patient-reported outcomes and other efficacy endpoints in approved product labels. Control Clin Trials 2004;25(6):535-552.

58. Feinstein AR. Clinimetrics. New Haven and London: 1987.

59. Klar N, Donner A. Current and future challenges in the design and analysis of cluster randomization trials. Stat Med 2001;20(24):3729-3740.

60. The Cochrane Collaborators. Cochrane Hanbook for Systematic Reviews of Interventions. Higgins JPT, Green S, editors. www.cochrane-handbook.org . 2011.

61. Willis G, Roston P, Bercini D. The use of verbal report methods in the development and testing of survey questionnaires. Applied Cognitive Psychology 1991;5:251-267.

62. Kipling R. The Elephant's Child. Just So Stories For Little Children. eBooks@Adelaide; 1902.

63. Blair J, Conrad FG. Sample Size for Cognitive Interview Pretesting. Public Opinion Quarterly 2011;75(4):636-658.

64. Relton C, Torgerson D, O'Cathain A, Nicholl J. Rethinking pragmatic randomised controlled trials: introducing the "cohort multiple randomised controlled trial" design. BMJ 2010;340:c1066.

65. Last JM. A Dictionary of Epidemiology. Fourth ed. Oxford University Press; 2001.

66. Allison PD. Missing Data. Thousand Oaks, California: Sage Publications, Inc.; 2002.

67. Mukherjee B, Ou HT, Wang F, Erickson SR. A new comorbidity index: the health-related quality of life comorbidity index. J Clin Epidemiol 2011;64(3):309-319.

68. Deyo RA, Cherkin DC, Ciol MA. Adapting a clinical comorbidity index for use with ICD-9-CM administrative databases. Journal of Clinical Epidemiology 1992;45:613-619.

69. Cohen S, Underwood LG, Gottlieb BH. Social Support Measurement and Intervention: A Guide for Health and Social Scientists. New York: Oxford University Press; 2001.

70. Institute of Medicine. Institute of Medicine. http://www.iom.edu/ . 2011.

71. Bagiella E. Clinical trials in rehabilitation: single or multiple outcomes? Arch Phys Med Rehabil 2009;90(11 Suppl):S17-S21.

72. Tilley BC, Marler J, Geller NL et al. Use of a global test for multiple outcomes in stroke trials with application to the National Institute of Neurological Disorders and Stroke t-PA Stroke Trial. Stroke 1996;27(11):2136-2142.

73. OECD Glossary of Statistical terms. http://stats.oecd.org/glossary/), 2012.

74. Trochim WM, Linton R. Conceptualization for planning and evaluation. Evaluation and program planning 1986;9(4):289-308.

75. Jenkinson C, Gray A, Doll H, Lawrence K, Keoghane S, Layte R. Evaluation of index and profile measures of health status in a randomized controlled trial. Comparison of the Medical Outcomes Study 36-Item Short Form Health Survey, EuroQol, and disease specific measures. Med Care 1997;35(11):1109-1118.

76. Center for Evidence-Based Center - KT Clearinghouse. Glossary of Evidence-Based Medicine. http://ktclearinghouse.ca/cebm/glossary/#glossary_a . 2011.

77. de Vet HC, Ader HJ, Terwee CB, Pouwer F. Are factor analytical techniques used appropriately in the validation of health status questionnaires? A systematic review on the quality of factor analysis of the SF-36. Qual Life Res 2005;14(5):1203-1218.

78. Floyd FJ, Widaman KF. Factor analysis in the development and refinement of clinical assessment instruments. Psychological Assessment 1995;7:286-299.

79. Fairclough DL. Summary measures and statistics for comparison of quality of life in a clinical trial of cancer therapy. Stat Med 1997;16(11):1197-1209.

80. Ryan M, Farrar S. Eliciting preferences for health care using conjoint analysis. BMJ 2000;320:1530-1533.

81. Consort: Transparent Reporting of Trials. The Consort Statement. http://www.consort-statement.org/consort-statement/overview0/ . 2011.

82. Frohlich KL, Corin E, Potvin L. A theoretical proposal for the relationship between context and disease. Sociology of Health & Illness 2001;23(6):776-797.

83. Haggerty JL, Reid RJ, Freeman GK, Starfield BH, Adair CE, McKendry R. Continuity of care: a multidisciplinary review. BMJ 2003;327(7425):1219-1221.

84. Feeny D, Furlong W, Boyle M, Torrance GW. Multi-attribute health status classification systems. Health Utilities Index. Pharmacoeconomics 1995;7(6):490-502.

85. Linacre JM. Correlation Coefficients: Describing relationships. Rasch Measurement Transactions 2005;19(3):1028-1029.

86. Olsson U, Drasgaw F. The polyserial correlation coefficient. Psychometrika 1982;47:337-347.

87. Drummond MF, Sculpher MJ, Torrance GW, O'Brien BJ, Stoddart GL. Methods for the Economic Evaluation of Health Care Programmes. Third ed. Oxford Medical Publications; 2005.

88. Nunnally J, Bernstein I. Psychometric Theory. 3rd ed. New York: McGraw-Hill; 1994.

89. Eremenco SL, Cella D, Arnold BJ. A comprehensive method for the translation and cross-cultural validation of

health status questionnaires. Eval Health Prof 2005;28(2):212-232.

90. Vogt WP. Dictionary of Statistics and Methodology - A Nontechnical Guide for the Social Sciences. 3rd ed. Thousand Oaks California: SAGE Publications; 2005.

91. Denzin NK, Lincoln YS. The SAGE Handbook of Qualitative Research. 4th ed. Thousand Oaks CA: SAGE Publications Inc; 2001.

92. Merriam Webster Dictionary. http://www.merriam-webster.com/ . 2012.

93. O'Connor AM, Bennett CL, Stacey D et al. Decision aids for people facing health treatment or screening decisions. Cochrane Database Syst Rev 2009;(3):CD001431.

94. O'Connor AM, Rostom A, Fiset V et al. Decision aids for patients facing health treatment or screening decisions: systematic review. BMJ 1999;319(7212):731-734.

95. Connolly T, Reb J. Regret in cancer-related decisions. Health Psychol 2005;24(4 Suppl):S29-S34.

96. Brehaut JC, O'Connor AM, Wood TJ et al. Validation of a decision regret scale. Med Decis Making 2003;23(4):281-292.

97. McKenna HP. The Delphi technique: a worthwhile research approach for nursing? J Adv Nurs 1994;19(6):1221-1225.

98. RAND. Delphi Method. http://www.rand.org/topics/delphi-method.html . 2015.

99. Keeney S, Hasson F, McKenna HP. A critical review of the Delphi technique as a research methodology for nursing. Int J Nurs Stud 2001;38(2):195-200.

100. Dalkey N, Helmer O. An experimental application of the Delphi Method to the use of experts. 1962

101. Schwartz CE, Andresen EM, Nosek MA, Krahn GL. Response shift theory: important implications for measuring quality of life in people with disability. Arch Phys Med Rehabil 2007;88(4):529-536.

102. McClimans L, Bickenbach J, Westerman M, Carlson L, Wasserman D, Schwartz C. Philosophical perspectives on response shift. Qual Life Res 2013;22(7):1871-1878.

103. Amundson R. Quality of life, disability, and hedonic psychology. Journal for the Theory of Social Behaviour 2010;40(4):374-392.

104. Blinman P, King M, Norman R, Viney R, Stockler MR. Preferences for cancer treatments: an overview of methods and applications in oncology. Ann Oncol 2012;23(5):1104-1110.

105. Nutbeam D. Health promotion glossary. Health Promotion International 1998;13(4):349-364.

106. Brozek JL, Guyatt GH, Heels-Ansdell D et al. Specific HRQL instruments and symptom scores were more responsive than preference-based generic instruments in patients with GERD. J Clin Epidemiol 2009;62(1):102-110.

107. Roberts MC, Ilardi SS. Handbook of Research Methods in Clinical Psychology. Wiley Blackwell; 2003.

108. Graham ID, Logan J, Harrison MB et al. Lost in knowledge translation: time for a map? J Contin Educ Health Prof 2006;26(1):13-24.

109. Wilson PM, Petticrew M, Calnan MW, Nazareth I. Disseminating research findings: what should researchers do? A systematic scoping review of conceptual frameworks. Implement Sci 2010;5:91.

110. Guyatt GH, Cook DJ. Health status, quality of life, and the individual. JAMA 1994;272(8):630-631.

111. Li Q, Loke AY. A literature review on the mutual impact of the spousal caregiver-cancer patients dyads: 'communication', 'reciprocal influence', and 'caregiver-patient congruence'. Eur J Oncol Nurs 2014;18(1):58-65.

112. Greenland S, Robins J. Invited commentary: ecologic studies--biases, misconceptions, and counterexamples. Am J Epidemiol 1994;139(8):747-760.

113. Chaytor N, Schmitter-Edgecombe M. The ecological validity of neuropsychological tests: a review of the literature on everyday cognitive skills. Neuropsychol Rev 2003;13(4):181-197.

114. Heaton RK, Pendleton MG. Use of Neuropsychological tests to predict adult patients' everyday functioning. J Consult Clin Psychol 1981;49(6):807-821.

115. Cohen J. Statistical power analysis for the behavioral sciences . 2nd ed. New Jersey : Lawrence Erlbaum; 1988.

116. Fritz CO, Morris PE, Richler JJ. Effect size estimates: current use, calculations, and interpretation. J Exp Psychol Gen 2012;141(1):2-18.

117. Nakagawa S, Cuthill IC. Effect size, confidence interval and statistical significance: a practical guide for biologists. Biol Rev Camb Philos Soc 2007;82(4):591-605.

118. Barbic SP, Bartlett SJ, Mayo NE. Emotional Vitality: Concept of Importance for Rehabilitation. Arch Phys Med Rehabil 2012.

119. Kubzansky LD, Thurston RC. Emotional vitality and incident coronary heart disease: benefits of healthy psychological functioning. Arch Gen Psychiatry 2007;64(12):1393-1401.

120. Webster's New World Medical Dictionary. 3 ed. Wiley; 2008.

121. Cella D. The Functional Assessment of Cancer Therapy-Anemia (FACT-An) Scale: a new tool for the assessment of outcomes in cancer anemia and fatigue. Semin Hematol 1997;34(3 Suppl 2):13-19.

122. Patrick DL, Erickson P. Health Status and Health Policy: Quality of Life in Health Care Evaluation and Resource Allocation. Oxford University Press; 1993.

123. Ryff CD. Psychological well-being revisited: advances in the science and practice of eudaimonia. Psychother Psychosom 2014;83(1):10-28.

124. Treasury Board of Canada Secretariat. Treasury Board of Canada Secretariat. http://www.tbs-sct.gc.ca/tbs-sct/index-eng.asp . 2011.

125. Centre for Evidence-Based Medicine- University of Oxford. What is Evidence-Based Medicine? http://www.cebm.net/index.aspx?o=1914 . 2009.

126. Reddel HK, Taylor DR, Bateman ED et al. An official American Thoracic Society/European Respiratory Society statement: asthma control and exacerbations: standardizing endpoints for clinical asthma trials and clinical practice. Am J Respir Crit Care Med 2009;180(1):59-99.

127. American College of Sports Medicine. ACSM's Resource Manual for Guidelines for Exercise Testing and Prescription. 6th edition ed. Baltimore, MD: Lippincott Williams & Wilkins; 2010.

128. McArdle D, Katch F, Katch V. Energy, Nutrition and Human Performance. Exercise Physiology 5th Edition ed. Baltimore, Maryland: Lipponcott Williams and Wilkins; 2001.

129. Goldstein RE. Clinical Methods: The History, Physical and Laboratory Examinations. Third Edition ed. Boston: Buttersworth; 1990.

130. Myers J, Prakash M, Froelicher V, Do D, Partington S, Atwood JE. Exercise capacity and mortality among men referred for exercise testing. N Engl J Med 2002;346(11):793-801.

131. Kaminsky DA, Knyazhitskiy A, Sadeghi A, Irvin CG. Assessing maximal exercise capacity: peak work or peak oxygen consumption? Respir Care 2014;59(1):90-96.

132. Boston P, Bruce A, Schreiber R. Existential suffering in the palliative care setting: an integrated literature review. J Pain Symptom Manage 2011;41(3):604-618.

133. Morita T, Tsunoda J, Inoue S, Chihara S. An exploratory factor analysis of existential suffering in Japanese terminally ill cancer patients. Psychooncology 2000;9(2):164-168.

134. Fairclough DL. Design and Analysis of Quality of Life Studies in Clinical Trials. Second Edition ed. Chapman & Hall/CRC; 2010.

135. Spearman C. General intelligence objectively determined and measured. American Journal of Psychology 1904;15:201-293.

136. Wilt J, Revelle W. Extraversion. In: Leary MR, Hoyle RH, editors. Handbook of Individual Differences in Social Behavior. New Yorkl: Guilford Press; 2009:27-45.

137. Paunonen SV. Big Five factors of personality and replicated predictions of behavior. J Pers Soc Psychol 2003;84(2):411-424.

138. Canadian Cancer Society. Candian Cancer Society Research Institute. http://www.cancer.ca/research/ . 2011.

139. Chaudhuri A, Behan PO. Fatigue in neurological disorders. Lancet 2004;363(9413):978-988.

140. Kluger BM, Krupp LB, Enoka RM. Fatigue and fatigability in neurologic illnesses: proposal for a unified taxonomy. Neurology 2013;80(4):409-416.

141. Fukuda K, Straus SE, Hickie I, Sharpe MC, Dobbins JG, Komaroff A. The chronic fatigue syndrome: a comprehensive approach to its definition and study. International Chronic Fatigue Syndrome Study Group. Ann Intern Med 1994;121(12):953-959.

142. Wyller VB. The chronic fatigue syndrome-an update. Acta Neurol Scand Suppl 2007;187:7-14.

143. Christley Y, Duffy T, Martin CR. A review of the definitional criteria for chronic fatigue syndrome. J Eval Clin Pract 2012;18(1):25-31.

144. Krupp LB, Alvarez LA, LaRocca NG, Scheinberg LC. Fatigue in Multiple Sclerosis. Archives of Neurology 1988;45:435-437.

145. Schoenwald SK, Garland AF, Chapman JE, Frazier SL, Sheidow AJ, Southam-Gerow MA. Toward the effective and efficient measurement of implementation fidelity. Adm Policy Ment Health 2011;38(1):32-43.

146. Forgatch MS, Patterson GR, Degarmo DS. Evaluating fidelity: predictive validity for a measure of competent adherence to the Oregon model of parent management training. Behav Ther 2005;36(1):3-13.

147. McCrae RR, John OP. An introduction to the five-factor model and its applications. J Pers 1992;60(2):175-215.

148. McCrae RR, Costa PT, Jr. Personality trait structure as a human universal. Am Psychol 1997;52(5):509-516.

149. McDowell I. Measuring Health: A guide to rating scales and questionnaires. New York: Oxford University Press; 2006.

150. Csikszentmihalyi M. Flow: The Psychology of Optimal Experience. New York: Harper and Row; 1990.

151. Kitzinger J. Qualitative research. Introducing focus groups. BMJ 1995;311(7000):299-302.

152. Aday LA, Cornelius LJ. Designing and conducting health surveys: a comprehensive guide. John Wiley & Sons; 2011.

153. Fried LP, Ferrucci L, Darer J, Williamson JD, Anderson G. Untangling the concepts of disability, frailty, and comorbidity: implications for improved targeting and care. J Gerontol A Biol Sci Med Sci 2004;59(3):255-263.

154. Espinoza S, Walston JD. Frailty in older adults: insights and interventions. Cleve Clin J Med 2005;72(12):1105-1112.

155. Agresti A. Analysis of Ordinal Categorical Data. Hoboken NJ: Wiley; 1984.

156. Wood W, Eagly AH. Gender Identity. In: Leary MR, Hoyle RH, editors. Handbook of Individual Differences in Social Behavior. New York: Guilford Press; 2009:109-125.

157. Fougeyrollas P. Documenting environmental factors for preventing the handicap creation process: Quebec contributions relating to ICIDH and social participation of people with functional differences. Disabil Rehabil 1995;17(3-4):145-153.

158. Aristotle. Nicomachean Ethics. In: R.McKeon, editor. Introduction to Aristotle. New York: Modern Library; 1947.

159. Joshanloo M. Eastern Conceptualization of Happiness: Fundamental Differences with Western Views. Journal of Happiness Studies 2014;15:475-493.

160. Rykk CD. Happiness is Everything, or Is It? Explorations on the Meaning of Psychological Well-Being. Journal of Personality and Social Psychology 1989;57(6):1069-1081.

161. Oxford Dictionary of English. 2015. Oxford University Press.

162. World Happiness Report 2015. 2015

163. World Health Organization. Ottawa Charter for Health Promotion. Ottawa, Ontario, Canada: 1986

164. Northern & Yorkshire Public Health Observatory. An Overview of Health Impact Assessment. http://www.nepho.org.uk/publications.php5?rid=439&hl= . 2001.

165. WHO. Social Determinants of Health. http://www.who.int/social_determinants/B_132_14-en.pdf?ua=1 . 2012.

166. Kirsch I. The international Adult Literacy Survey (IALS): Understanding what was measured. Educational Testing Service, 2001RR-01-25.)

167. Kickbusch IS. Health Literacy: addressing the health and education divide. Health Promotion International 2001;16(3):289-297.

168. WHO. Regional Prepatory Meeting on Promoting Health Literacy. http://www.un.org/en/ecosoc/newfunct/pdf/chinameetinghealthliteracybackgroundpaperv2.pdf . 5-11-2009.

169. Finch E, Brooks D, Stratford PW, Mayo NE. Physical rehabilitation outcome measures. 2nd ed. Hamilton: BC Decker Inc.; 2002.

170. Davies AR, Ware JE. Measuring Health Perceptions in the Health Insurance Experiment. The Rand Corporation, 1981

171. Donald C, Ware JE, Brook RH, Davies-Avery A. Conceptualization and measurement of health for adults in the health insurance study: Vol. IV, Social Health. Santa Monica: The Rand Corporation, 1978

172. WHO. Budapest Declaration of Health Promotion. http://www.hphnet.org/attachments/article/40/budapes_dec.pdf . 1991.

173. Kaplan RM. Quality of LIfe Measures: Measurement Strategies in Health Psychology. New York: John Wiley; 1985.

174. Reid J, Wiseman-Orr ML, Scott EM, Nolan AM. Development, validation and reliability of a web-based questionnaire to measure health-related quality of life in dogs. J Small Anim Pract 2013;54(5):227-233.

175. German AJ, Holden SL, Wiseman-Orr ML et al. Quality of life is reduced in obese dogs but improves after successful weight loss. Vet J 2012;192(3):428-434.

176. Wiseman-Orr ML, Scott EM, Reid J, Nolan AM. Validation of a structured questionnaire as an instrument to measure chronic pain in dogs on the basis of effects on health-

related quality of life. Am J Vet Res 2006;67(11):1826-1836.

177. Wiseman-Orr ML, Nolan AM, Reid J, Scott EM. Development of a questionnaire to measure the effects of chronic pain on health-related quality of life in dogs. Am J Vet Res 2004;65(8):1077-1084.

178. McMillan FD. Quality of life in animals. J Am Vet Med Assoc 2000;216(12):1904-1910.

179. Dawkins MS. Animal Suffering. New York: Chapman & Hall; 1980.

180. Gold MR, Segel JE, Russell LB, Weinstein MC. Cost-Effectiveness in Health and Medicine. New York: Oxford University Press; 1996.

181. Spilker B. Quality of Life and Pharmacoeconomics in Clinical Trials. 2 ed. Lippincott Williams & Wilkins; 1995.

182. Norman G. Hi! How are you? Response shift, implicit theories and differing epistemologies. Qual Life Res 2003;12(3):239-249.

183. LIttle RJA, Rubin DB. Statistical Analysis with Missing Data. New York: 1987.

184. Dijkers MP. Individualization in quality of life measurement: instruments and approaches. Arch Phys Med Rehabil 2003;84(4 Suppl 2):S3-14.

185. O'Boyle CA, Hofer S, Ring L. Individualized quality of life. Assessing quality of life in clinical trials. Second ed. Oxford University Press; 2005:225-242.

186. Government of Canada. Panel on Research Ethics. Chapter 3: The Consent Process. http://www.pre.ethics.gc.ca/eng/policy-politique/initiatives/tcps2-eptc2/chapter3-chapitre3/ . 2015.

187. WHO. Glossary of Terms for Community Health Care and Services for Older Persons. http://www.who.int/kobe_centre/ageing/ahp_vol5_glossary.pdf 5. 2004.

188. Kodner DL, Spreeuwenberg C. Integrated care: meaning, logic, applications, and implications - a discussion paper. International journal of integrated care 2002;2.

189. WHO. Innovative Care for Chronic Conditions. http://www.who.int/chp/knowledge/publications/icccreport/en/ . 2003.

190. Peduzzi P, Wittes J, Detre K, Holford T. Analysis as-randomized and the problem of non-adherence: an example from the Veterans Affairs Randomized Trial of Coronary Artery Bypass Surgery. Stat Med 1993;12(13):1185-1195.

191. Mayo NE. Randomized Trials and Other Parallel Comparisons of Treatment. In: Bailar JC, Hoaglin DC, editors. Medical Uses of Statistics. 3rd ed. Hoboken, New Jersey: A John Wiley & Sons, Inc & The New England Journal of Medicine; 2009:51-89.

192. Chang CH, Reeve BB. Item response theory and its applications to patient-reported outcomes measurement. Eval Health Prof 2005;28(3):264-282.

193. Lord FM. Applications of item response to theory to practical testing problems. Hillsdale NJ: Lawrence Erlbaum Associates; 1980.

194. Lord FM, Novick MR, Birnbaum A. Statistical theories of mental test scores. Reading MA: Addison-Wesley; 1968.

195. Chakravarty EF, Bjorner JB, Fries JF. Improving patient reported outcomes using item response theory and computerized adaptive testing. J Rheumatol 2007;34(6):1426-1431.

196. Landis JR, Koch GG. The measurement of observer agreement for categorical data. Biometrics 1977;33(1):159-174.

197. National Center for the Dissemination of Disease Research. Knowledge Translation at the Canadian Institutes of Health Research: A primer. 200718.)

198. Portney LG, Watkins MP. Foundations of Clinical Research: Applications to Practice. Conneticut: Appelton and Lange; 1993.

199. DeVellis RF. Scale Development: Theory and Application. Second ed. Sage Inc; 2003.

200. Weissman MM, Sholomskas D, Pottenger M, Prusoff BA, Locke BZ. Assessing depressive symptoms in five

psychiatric populations: a validation study. Am J Epidemiol 1977;106(3):203-214.

201. Netemeyer RG, Beardon WO, Sharma S. Scaling Procedures, Issues and Applications. Thousand Oaks, CA: Sage Publications; 2003.

202. Norman GR, Streiner DL. PDQ Statistics. Third ed. BC Decker Inc; 2003.

203. Bollen KA. Latent variables in psychology and the social sciences. Annu Rev Psychol 2002;53:605-634.

204. Baker PS, Bodner EV, Allman RM. Measuring life-space mobility in community-dwelling older adults. J Am Geriatr Soc 2003;51(11):1610-1614.

205. Peel C, Sawyer BP, Roth DL, Brown CJ, Brodner EV, Allman RM. Assessing mobility in older adults: the UAB Study of Aging Life-Space Assessment. Phys Ther 2005;85(10):1008-1119.

206. DeVellis RF. Scale Development: Theory and Application. Second ed. Sage Inc; 2003.

207. Diener E, Emmons RA, Larsen RJ, Griffin S. The Satisfaction With Life Scale. J Pers Assess 1985;49(1):71-75.

208. Uebersax JS. Likert Scales: Dispelling the Confusion. http://john-uebersax.com/stat/likert.htm . 2015.

209. Armitage P, Berry G, Matthews JNS. Statistical methods in medical research. John Wiley & Sons; 2008.

210. Cramer JA, Roy A, Burrell A et al. Medication compliance and persistence: terminology and definitions. Value Health 2008;11(1):44-47.

211. Manwell LA, Barbic SP, Roberts K et al. What is mental health? Evidence towards a new definition from a mixed methods multidisciplinary international survey. BMJ Open 2015;5(6):e007079.

212. WHO. What is mental health? http://www.who.int/features/qa/62/en/ . 2007.

213. Smetanin P, Stiff D, Briante C, Adair CE, Ahmad S, Khan M. The Life and Economic Impact of Major Mental Illnesses in Canada: 2011 to 2041. Risk Analytica, on

behalf of the Mental Health Commission of Canada 201, 2011

214. Mental Health Comission of Canada. 2015.

215. Systematic Reviews in Health Care: Meta-Analysis in Context. Second ed. London: BMJ Books; 2001.

216. Pai M, McCulloch M, Gorman JD et al. Systematic reviews and meta-analyses: an illustrated, step-by-step guide. Natl Med J India 2004;17(2):86-95.

217. Spiegelhalter DJ, Abrams KR, Myles JP. Bayesian Approaches to Clinical Trials and Health-Care Evaluation. 2004.

218. Li T, Puhan MA, Vedula SS, Singh S, Dickersin K. Network meta-analysis-highly attractive but more methodological research is needed. BMC Med 2011;9:79.

219. Thompson SG, Higgins JP. How should meta-regression analyses be undertaken and interpreted? Stat Med 2002;21(11):1559-1573.

220. Johnson RB, Onwuegbuzie AJ, Turner LA. Toward a definition of mixed methods research. Journal of Mixed Methods Research 2007;1(2):112-133.

221. Graham ID, Tetroe J. Some theoretical underpinnings of knowledge translation. Acad Emerg Med 2007;14(11):936-941.

222. Estabrooks CA, Thompson DS, Lovely JJ, Hofmeyer A. A guide to knowledge translation theory. J Contin Educ Health Prof 2006;26(1):25-36.

223. Wilson IB, Cleary PD. Linking clinical variables with health-related quality of life. A conceptual model of patient outcomes. JAMA 1995;273(1):59-65.

224. Andrich D. Rating scales and Rasch measurement. Expert Rev Pharmacoecon Outcomes Res 2011;11(5):571-585.

225. Cano S, Klassen AF, Scott A, Thoma A, Feeny D, Pusic A. Health outcome and economic measurement in breast cancer surgery: challenges and opportunities. Expert Rev Pharmacoecon Outcomes Res 2010;10(5):583-594.

226. Rubin DB. Multiple imputation for nonresponse in surveys. New York: Wiley; 1987.

227. McAlister FA, Clark HD, van WC et al. The medical review article revisited: has the science improved? Ann Intern Med 1999;131(12):947-951.

228. Hawe P, Webster C, Shiell A. A glossary of terms for navigating the field of social network analysis. J Epidemiol Community Health 2004;58(12):971-975.

229. Gallagher M, Hares T, Spencer J, Bradshaw C, Webb I. The nominal group technique: a research tool for general practice? Fam Pract 1993;10(1):76-81.

230. Delbecq AL, VandeVen AH. A Group Process Model for Problem Identification and Program Planning. Journal of Applied Behavioral Science 1971;VII:466-491.

231. Business Dictionary. 2015.

232. D'Agostino RB, Sr., Massaro JM, Sullivan LM. Non-inferiority trials: design concepts and issues - the encounters of academic consultants in statistics. Stat Med 2003;22(2):169-186.

233. Kleinbaum DG, Kupper LL, Muller KE. Applied regression analysis and other multivariable methods. Boston: PWS-KENT Publishing Co.; 1988.

234. Zermansky A. Number needed to harm should be measured for treatments. BMJ 1998;317(7164):1014.

235. Hjermstad MJ, Fayers PM, Haugen DF et al. Studies comparing Numerical Rating Scales, Verbal Rating Scales, and Visual Analogue Scales for assessment of pain intensity in adults: a systematic literature review. J Pain Symptom Manage 2011;41(6):1073-1093.

236. Townsend EA, Polatajko HJ. Enabling Occupation II: Advancing an occupational therpay vision for health, well-being & justice through occupation. 2nd ed. Ottawa: CAOT; 2013.

237. McCrae RR, Costa PT, Jr. Conceptions and Correlates of Openness to Experience. In: Hogan R, Johnson J, editors. Handbook of Personality Psychology. Orlando FL: Academic Press; 1997:825-842.

238. McCrae RR, Sutin AR. Openness to Experience. In: Leary MR, Hoyle RH, editors. Handbook of Individual Differences in Social Behavior. New York: Guilford Press; 2009:257-273.

239. Hennekens CH, Buring JE. Epidemiology in Medicine. 1st ed. Boston: Little, Brown and Company; 1987.

240. Scott S, Goldberg M, Mayo N. Statistical Assessment of ordinal outcomes in comparative studies. Journal of Clinical Epidemiology 1997;50:45-55.

241. White KL. Improved medical care statistics and the health services system. Public Health Rep 1967;82(10):847-854.

242. Bailar JC, Hoaglin DC. Medical Uses in Statistics. 3 ed. Wiley; 2009.

243. Higgins J, Mayo NE, Desrosiers J, Salbach NM, Ahmed S. Upper extremity function and recovery in the acute phase post stroke. J Rehabil Res Dev. In press.

244. Macaulay AC, Commanda LE, Freeman WL et al. Participatory research maximises community and lay involvement. North American Primary Care Research Group. BMJ 1999;319(7212):774-778.

245. Institute of Medicine. Crossing the quality chasm: A new health system for the 21st century. Washington: National Academy Press; 2001.

246. Frank L, Basch E, Selby JV. The PCORI perspective on patient-centered outcomes research. JAMA 2014;312(15):1513-1514.

247. Rathert C, Wyrwich MD, Boren SA. Patient-centered care and outcomes: a systematic review of the literature. Med Care Res Rev 2013;70(4):351-379.

248. PCORI. Patient-Centered Outcomes. http://www.pcori.org/research-we-support/pcor/ . 2012.

249. Frank L, Forsythe L, Ellis L et al. Conceptual and practical foundations of patient engagement in research at the patient-centered outcomes research institute. Qual Life Res 2015;24(5):1033-1041.

250. The HCAHPS Survey:Frequently Asked Questions. http://www cms gov/Medicare/Quality-Initiatives-Patient-Assessment-Instruments/HospitalQualityInits/Downloads/HospitalHCAHPSFactSheet201007 pdf, 2015http://www.cms.gov/Medicare/Quality-Initiatives-Patient-Assessment-

Instruments/HospitalQualityInits/Downloads/HospitalHCAHPSFactSheet201007.pdf).

251. Ross CK, Frommelt G, Hazelwood L, Chang RW. The role of expectations in patient satisfaction with medical care. J Health Care Mark 1987;16-26.

252. Bjertnaes OA, Sjetne IS, Iversen HH. Overall patient satisfaction with hospitals: effects of patient-reported experiences and fulfilment of expectations. BMJ Qual Saf 2012;21(1):39-46.

253. Ware JE, Jr., Davies-Avery A, Stewart AL. The measurement and meaning of patient satisfaction. Health Med Care Serv Rev 1978;1(1):1, 3-1,15.

254. Picker Institute. Improving healthcare through the patient's eyes: Principles of patient-centered care. http://pickerinstitute.org/ . 2015.

255. Mayo NE, Figueiredo S. Measuring what Matters: What's in a Name? Journal of Clinical Epidemiology 2015.

256. Department of Health and Human Services. Healthy People 2020: An Opportunity to Address Societal Determinants of Health in the US. http://www.healthypeople.gov/2020/about/advisory/SocietalDeterminantsHealth.pdf . 2010.

257. Everitt B. Medical Statistics from A to Z: a guide for clinicans. Cambridge: 2006.

258. Leon AC, Davis LL, Kraemer HC. The role and interpretation of pilot studies in clinical research. J Psychiatr Res 2011;45(5):626-629.

259. Bearman JE, Loewenson RB, Gullen WH. Muench's postulates,laws, and corollaries, or biometricians' views of clinical studies. Biometrics 1974;Note No. 4 (April).

260. Figueiredo S, Mayo NE. What pilot studies tell us! Disabil Rehabil 2015;1-2.

261. Sackett DL, Cook DJ. Can we learn anything from small trials? Ann N Y Acad Sci 1993;703:25-31.

262. Cronbach LJ, Ambron SR, Dornbusch SM et al. Toward reform of program evaluation: aims, methods, and institutional arrangements. San Fransisco CA: Jossey-Bass; 1980.

263. Shapiro AK, Shapiro E. The Powerful Placebo: From Ancient Priest to Modern Physician. JHU Press; 2000.

264. Berry SM, Connor JT, Lewis RJ. The platform trial: an efficient strategy for evaluating multiple treatments. JAMA 2015;313(16):1619-1620.

265. Rothman KJ, Greenland S, Lash T. Modern Epidemiology. 3 ed. Lippincott, Williams and Wilkinson; 2008.

266. Mayo NE. Understanding Analyses of Randomized Trials. In: Bailar JC, Hoaglin DC, editors. Medical Uses of Statistics. 3rd ed. Hoboken, New Jersey: A John Wiley & Sons, Inc & The New England Journal of Medicine; 2009:195-237.

267. Mayo NE, Wood-Dauphinee S, Cote R et al. There's no place like home: an evaluation of early supported discharge for stroke. Stroke 2000;31(5):1016-1023.

268. Weinstein MC, Torrance G, McGuire A. QALYs: the basics. Value Health 2009;12 Suppl 1:S5-S9.

269. Gold M, Franks P, Erickson P. Assessing the health of the nation. The predictive validity of a preference-based measure and self-rated health. Med Care 1996;34(2):163-177.

270. Revicki DA, Leidy NK, Brennan-Diemer F, Sorensen S, Togias A. Integrating patient preferences into health outcomes assessment: the multiattribute Asthma Symptom Utility Index. Chest 1998;114(4):998-1007.

271. Dolan P. Whose preferences count? Med Decis Making 1999;19(4):482-486.

272. Iliffe S. Medication review for older people in general practice. J R Soc Med 1994;87 Suppl 23:11-13.

273. Onder G, van der Cammen TJ, Petrovic M, Somers A, Rajkumar C. Strategies to reduce the risk of iatrogenic illness in complex older adults. Age Ageing 2013;42(3):284-291.

274. WHO. Primary Health Care. http://www.unicef.org/about/history/files/Alma_Ata_conference_1978_report.pdf . 1978.

275. Hebel JR, McCarter RJ. Study Guide to Epidemiology and Biostatistics. 6 ed. Jones and Bartlett Publishing; 2006.

276. Rosenbaum P, Rubin D. The central role of the propensity score in observational studies for causal effects. Biometrika 1983;70:41-55.

277. D'Agostino RB, Jr. Propensity score methods for bias reduction in the comparison of a treatment to a non-randomized control group. Stat Med 1998;17(19):2265-2281.

278. Williamson EJ, Forbes A. Introduction to propensity scores. Respirology 2014;19(5):625-635.

279. Friedman GD. Primer of Epidemiology. 4 ed. USA: 1994.

280. Michell J. Measurement in Psychology: A critical history of methodological concept. United Kingdom: Cambridge Press; 1999.

281. Patrick DL, Curtis JR, Engelberg RA, Nielsen E, McCown E. Measuring and improving the quality of dying and death. Ann Intern Med 2003;139(5 Pt 2):410-415.

282. Approaching Death: Improving care at the end of life. Washington: National Academy Press; 1997.

283. Stewart AL, Teno J, Patrick DL, Lynn J. The concept of quality of life of dying persons in the context of health care. J Pain Symptom Manage 1999;17(2):93-108.

284. Flanagan JC. A research approach to improve our quality of life. American Psychologist 1978;33:138-147.

285. Flanagan JC. Measurement of quality of life: current state of the art. Arch Phys Med Rehabil 1982;63(2):56-59.

286. The World Health Organization Quality of Life assessment (WHOQOL): position paper from the World Health Organization. Soc Sci Med 1995;41(10):1403-1409.

287. Gill TM, Feinstein AR. A critical appraisal of the quality of quality-of-life measurements. JAMA 1994;272(8):619-626.

288. Farm Animal Welfare Coumcil. FAWC updates the five freedoms. Veterinary Record 1992;131:357.

289. Wojciechowska JI, Hewson CJ. Quality-of-life assessment in pet dogs. J Am Vet Med Assoc 2005;226(5):722-728.

290. Taylor KD, Mills DS. Is quality of life a useful concept for companion animals? Animal Welfare 2007;16:55-65.

291. Elandt-Johnson RC. Definition of rates: some remarks on their use and misuse. Am J Epidemiol 1975;102(4):267-271.

292. Rosenburg L, Joseph L, Barkun A. Surgical Arithmetic: Epidemiological, Statistical and Outcome-Based Approach to Surgical Practice. Georgetown Texas, USA: Landes Bioscience; 2000.

293. Anthony WA. Recovery from mental illness: the guiding vision of the mental health service system in the 1990's. Pyschosocial Rehabilitation Journal 1993;16(4):11-23.

294. Mental Health Commission of Canada. Changing directions, changing lives: The mental health strategy for Canada. Calgary AB: 2012

295. Canadian Mental Health Association. Recovery. https://ontario.cmha.ca/mental-health/mental-health-conditions/recovery/ . 2015.

296. Allvin R, Berg K, Idvall E, Nilsson U. Postoperative recovery: a concept analysis. J Adv Nurs 2007;57(5):552-558.

297. Meyer T, Gutenbrunner C, Bickenbach J, Cieza A, Melvin J, Stucki G. Towards a conceptual description of rehabilitation as a health strategy. J Rehabil Med 2011;43(9):765-769.

298. Nici L, Donner C, Wouters E et al. American Thoracic Society/European Respiratory Society statement on pulmonary rehabilitation. Am J Respir Crit Care Med 2006;173(12):1390-1413.

299. Gamble GL, Gerber LH, Spill GR, Paul KL. The future of cancer rehabilitation: emerging subspecialty. Am J Phys Med Rehabil 2011;90(5 Suppl 1):S76-S87.

300. Figueiredo S, Finch L, Mai J, Ahmed S, Huang A, Mayo NE. Nordic walking for geriatric rehabilitation: a randomized pilot trial. Disabil Rehabil 2013;35(12):968-975.

301. Balducci L, Fossa SD. Rehabilitation of older cancer patients. Acta Oncol 2013;52(2):233-238.

302. Leidy NK. Using functional status to assess treatment outcomes. Chest 1994;106(6):1645-1646.

303. Nucci M, Mapelli D, Mondini S. Cognitive Reserve Index questionnaire (CRIq): a new instrument for measuring cognitive reserve. Aging Clin Exp Res 2012;24(3):218-226.

304. Dyrbye LN, Power DV, Massie FS et al. Factors associated with resilience to and recovery from burnout: a prospective, multi-institutional study of US medical students. Med Educ 2010;44(10):1016-1026.

305. Nemeth C, Wears R, Woods D, Hollnagel E, Cook R. Minding the Gaps: Creating Resilience in Health Care. 2008.

306. Windle G, Bennett KM, Noyes J. A methodological review of resilience measurement scales. Health Qual Life Outcomes 2011;9:8.

307. Windle G. The Resilience Network: What is resilience? A systematic review and concept analysis. Reviews in Clinical Gerontology 2010;21:1-18.

308. Schwartz CE, Sprangers MAG. Adaptation to Changing Health response shift in Quality-of-Life Research. 1st ed. Washington, DC: American Psychological Association; 2000.

309. Barclay-Goddard R, Epstein JD, Mayo NE. Response shift: a brief overview and proposed research priorities. Qual Life Res 2009;18(3):335-346.

310. Arksey H, O'Malley L. Scoping studies: towards a methodological framework. International Journal of Social Research Methodology 2005;8(1):19-32.

311. WHO. Violence againt women. http://www.who.int/mediacentre/factsheets/fs239/en/ . 2013.

312. Roberts JS, Uhlmann WR. Genetic susceptibility testing for neurodegenerative diseases: ethical and practice issues. Prog Neurobiol 2013;110:89-101.

313. Boulos MN, Hetherington L, Wheeler S. Second Life: an overview of the potential of 3-D virtual worlds in medical and health education. Health Info Libr J 2007;24(4):233-245.

314. Bandura A. Self-efficacy: The exercise of control. New York: W.H. Freeman; 1997.

315. Stanford School of Medicine. Stanford Small-Group Self-Management Programs in English. http://patienteducation.stanford.edu/programs/ . 2014.

316. Expert Patients Programme. http://www.expertpatients.co.uk/ . 2014.

317. Flinders University. The Flinders Program. http://www.flinders.edu.au/medicine/sites/fhbhru/self-management.cfm . 2014.

318. Barlow J, Wright C, Sheasby J, Turner A, Hainsworth J. Self-management approaches for people with chronic conditions: a review. Patient Educ Couns 2002;48(2):177-187.

319. Lorig KR, Sobel DS, Stewart AL et al. Evidence suggesting that a chronic disease self-management program can improve health status while reducing hospitalization: a randomized trial. Med Care 1999;37(1):5-14.

320. Clark NM, Becker MH, Janz NK, Lorig K, Rakowski W, Anderson L. Self-Management of Chronic Disease by Older Adults: A Review and Questions for Research. Journal of Aging Health 1991;3:3-27.

321. Mossey JM, Shapiro E. Self-rated health: a predictor of mortality among the elderly. Am J Public Health 1982;72(8):800-808.

322. Layes A, Asada Y, Kepart G. Whiners and deniers - what does self-rated health measure? Soc Sci Med 2012;75(1):1-9.

323. Mantzavinis GD, Pappas N, Dimoliatis ID, Ioannidis JP. Multivariate models of self-reported health often neglected essential candidate determinants and methodological issues. J Clin Epidemiol 2005;58(5):436-443.

324. Rosenzveig A, Kuspinar A, Daskalopoulou SS, Mayo NE. Toward patient-centered care: a systematic review of how to ask questions that matter to patients. Medicine (Baltimore) 2014;93(22):e120.

325. Bowling A. Just one question: If one question works, why ask several? J Epidemiol Community Health 2005;59(5):342-345.

326. Barlow DH, Nock MK, Hersen M. Single Case Experimental Designs: Strategies for Studying Behavior Change. Third Edition ed. Pearson Education Inc.; 2009.

327. Crowne DP, Marlowe D. A new scale of social desirability independent of psychopathology. J Consult Psychol 1960;24:349-354.

328. Dillman DA. Mail and Telephone Surveys: The Total Design method. New York: Don Wiley & Son; 1978.

329. Levasseur M, Richard L, Gauvin L, Raymond E. Inventory and analysis of definitions of social participation found in the aging literature: proposed taxonomy of social activities. Soc Sci Med 2010;71(12):2141-2149.

330. Le Réseau international sur le Processus de production du handicap (RIPPH). La participation Sociale. http://www.ripph.qc.ca . 2015.

331. Isaksson AK, Ahlstrom G. Managing chronic sorrow: experiences of patients with multiple sclerosis. J Neurosci Nurs 2008;40(3):180-191.

332. Muennig P. Cost-Effectiveness Analysis in Health: A Practical Approach. 2 ed. San Francisco, CA: Jossey-Bass; 2008.

333. Brown CA, Lilford RJ. The stepped wedge trial design: a systematic review. BMC Med Res Methodol 2006;6:54.

334. Mdege ND, Man MS, Taylor Nee Brown CA, Torgerson DJ. Systematic review of stepped wedge cluster randomized trials shows that design is particularly used to evaluate interventions during routine implementation. J Clin Epidemiol 2011;64(9):936-948.

335. Romney DM, Evans DR. Toward a general model of health-related quality of life. Qual Life Res 1996;5(2):235-241.

336. Mayo N, Asano M. Not another meta-analysis! Mult Scler 2009;15(4):409-411.

337. Moher D, Liberati A, Tetzlaff J, Altman DG. Preferred reporting items for systematic reviews and meta-analyses: the PRISMA statement. J Clin Epidemiol 2009;62(10):1006-1012.

338. National Multiple Sclerosis Society. http://www nationalmssociety org/index aspx, 2012http://www.nationalmssociety.org/index.aspx).

339. Green S, Higgins JPT, Alderson P, Clarke M, Mulrow CD, Oxman AD. Introduction. In: Higgins JPT, Green S, editors. Cochrane Handbook for Systematic reviews of Intervention. version 5.1.0. The Cochrane Collaboration; 2011.

340. Barclay-Goddard R, King J, Dubouloz CJ, Schwartz CE. Building on transformative learning and response shift theory to investigate health-related quality of life changes over time in individuals with chronic health conditions and disability. Arch Phys Med Rehabil 2012;93(2):214-220.

341. Conway K, Acquadro C, Patrick DL. Usefulness of translatability assessment: results from a retrospective study. Qual Life Res 2014;23(4):1199-1210.

342. Walton MK, Powers JH, Patrick DL et al. Clinical Outcome Assessments: Conceptual Foundation. Value in Health. In press.

343. WHO. Health Systems Financing: The Path to Universal Coverage. http://www.who.int/whr/2010/en/ . 2010.

344. Fishburn PC. Utilty Theory. Management Science 1968;14(5).

345. Messick S. Validity of psychological assessment: validation of inferences from persons' responses and performances as scientific inquiry into score meaning. American Psychologist 1995;50(9):741.

346. Dolan P, Sutton M. Mapping visual analogue scale health state valuations onto standard gamble and time trade-off values. Soc Sci Med 1997;44(10):1519-1530.

347. Sikula A Sr., Costa AD. Are Women More Ethical than Men? Journal of Business Ethics 1994;13:859-871.

348. Kitwood T. Cognition and Emotion in the Pschology of Human Values. Oxford Review of Education 1984;10(3):293-301.

349. Emerson J, Wachowicz J, Chun S. Social Return on Investment (SROI): Exploring Aspects of Value Creation. 29-1-2001.

350. EuroQol Group. EQ-5D: A standardised instrument for use as a measure of health outcome. http://www.euroqol.org/eq-5d/what-is-eq-5d/eq-5d-nomenclature.html . 2011.

351. Barak A, Klein B, Proudfoot JG. Defining internet-supported therapeutic interventions. Ann Behav Med 2009;38(1):4-17.

352. Bullinger M, Anderson R, Cella D, Aaronson N. Developing and Evaluating Cross-Cultural Instruments from Minimum Requirements to Optimal Models. Quality of Life Research 1993;2(6):451-459.

353. Tessier A, Zavorsky GS, Kim dJ, Carli F, Christou N, Mayo NE. Understanding the Determinants of Weight-Related Quality of Life among Bariatric Surgery Candidates. J Obes 2012;2012.

354. Ryff CD, Singer B. Psychological well-being: meaning, measurement, and implications for psychotherapy research. Psychother Psychosom 1996;65(1):14-23.

355. Wilson IB, Cleary PD. Linking clinical variables with health-related quality of life. A conceptual model of patient outcomes. Journal of the American Medical Association 1995;273(1):59-65.

www.ingramcontent.com/pod-product-compliance
Lightning Source LLC
LaVergne TN
LVHW050550160826
845677LV00011B/2252

* 9 7 9 8 2 1 8 2 5 4 3 7 7 *